DES

DIVERS PROCÉDÉS D'EXTRACTION

DES CORPS ÉTRANGERS INTRA-VÉSICAUX

PAR

Le Docteur A BRISSON

PARIS

G. STEINHEIL, ÉDITEUR

2, RUE CASIMIR-DELAVIGNE, 2

1893

DES

DIVERS PROCÉDÉS D'EXTRACTIONS

DES CORPS ÉTRANGERS INTRA-VESICAUX

AVANT-PROPOS

C'est en voyant M. le professeur Guyon opérer dans un service avec une facilité extrême un cas de corps étranger intra-vésical, qu'il nous est venu à l'idée de nous livrer à quelques recherches sur la valeur comparée et les indications des divers procédés d'extraction. Le professeur, se souvenant que nous avions été son élève, a bien voulu nous encourager dans ce dessein et nous permettre d'observer dans son service, si riche en cas intéressants, ceux qui pourraient nous aider dans l'étude de notre sujet. Qu'il nous soit permis de lui en exprimer notre vive gratitude.

Certainement, les faits de corps étrangers intra-vésicaux ne sont pas rares dans la littérature médicale; un même chirurgien n'en observe pourtant le plus souvent qu'un petit nombre de cas. Il nous a semblé qu'il y aurait intérêt à relever un nombre d'observations aussi grand que possible, qu'alors prenant en considération d'une part, les diverses conditions qui accompagnent cet accident, d'autre part le mode d'extraction et enfin le résultat, on pourrait peut être poser quelques indications opératoires pour un cas donné.

Voulant nous limiter, car il y a longtemps que pour la première fois les corps étrangers intra-vésicaux ont été signalés et traités, nous n'avons fait porter nos recherches que sur ces dix dernières années; et il nous a semblé que dans ce laps de temps pourtant si court, mais qui pour la chirurgie représente une longue suite d'années, on pouvait trouver la trace d'une évolution très nette des anciennes méthodes, compliquées ou timides, vers des procédés plus chirurgicaux et en particulier : la préhension au moyen du lithotriteur ou le broiement, la cystoscopie en tant que moyen adjuvant ou même comme moyen principal, et la taille hypogastrique.

S'il se trouve dans notre travail quelque remarque juste, qu'il nous soit permis d'en faire remonter le mérite à nos maîtres dans les hôpitaux, et en particulier à M. le Professeur Guyon. Porté dans son service au début de nos études médicales, un peu par le hasard, nous y avons appris à le connaître et à l'aimer, plus tard il a bien voulu nous accorder la faveur, dont nous ne saurions trop le remercier, d'être son externe ; enfin en nous donnant l'idée de cette thèse, et en nous faisant l'honneur de vouloir bien en accepter la présidence, il a acquis des titres à notre durable reconnaissance.

Chez M. le professeur Tillaux, nous avons eu la chance de rencontrer aussi un maître qui nous a donné, avec un enseignement chirurgical supérieur, des idées de dignité médicale dont nous lui serons toujours reconnaissant.

Nous devons aussi remercier M. le docteur Janet et MM. Max Nitze de Berlin et Burckhardt de Bâle, de l'obligeance extrême dont ils ont fait preuve, le premier en nous dirigeant dans nos recherches sur la cystoscopie qu'il pratique si brillamment à l'hôpital Necker ; les seconds en nous communiquant quelques observations inédites tirées de leur clinique.

DIVISION DU SUJET

Nous nous sommes efforcé de donner dans cette thèse une vue d'ensemble des procédés par lesquels, la présence d'un corps étranger intra-vésical ayant été bien et dûment constatée, on peut arriver à en débarrasser l'organisme. Nous avons relevé un total de 48 observations publiée dans ces dix dernières années, comportant au moins un exemple de tous les moyens thérapeutiques qui aient, à notre connaissance, jamais été employés. Pour être aussi complet que possible, nous exposerons, mais brièvement, quelques méthodes anciennes ou peu usitées, nous réservant d'insister plus longuement sur la technique recommandée et habituellement employée par M. le professeur Guyon.

Pour ne pas marcher au hasard, et en allant des plus simples vers les plus complexes, il nous semble que l'on peut, au point de vue purement théorique, classer comme suit les méthodes de traitement.

1⁰ Expectation (expulsion spontanée) ?

2⁰ Procédés ayant pour but d'apporter une modification dans les dimensions relatives du canal de l'urèthre et du corps étranger.

    1⁰ Portant sur le canal de l'urèthre. — 1⁰ Dilatation.

    2⁰ Sur le corps étranger. — 1⁰ Action chimique ou thermique. 2⁰ Duplication. 3⁰ Lithotritie.

3 Procédés ne modifiant ni la forme du corps étranger ni le calibre de l'urèthre.

agissant.

1º Par les voies naturelles.

1º Aspiration.
2º Redressement
3º Préhension.
4º Cystoscopie et préhension combinées.

2º Par les voies artificielles.

Taille hypogastrique.
— vaginale.
— périnéale.

CHAPITRE PREMIER

EXPECTATION

Se croiser les bras et attendre, quand le chirurgien
est assuré de l'existence d'un corps étranger intra-vésical,
ne se comprend que s'il compte sur l'expulsion spontanée. On ne doit pas, certainement, la considérer comme
un mode de traitement, il est pourtant des cas où cette
terminaison étant possible, probable même, on peut tabler
sur elle. Examinons dans quelles circonstances l'expulsion spontanée peut se produire.

Il est indispensable d'établir tout d'abord une distinc-
tion, très importante à ce point de vue, entre l'urèthre
féminin et l'urèthre masculin. Dans le premier, la largeur
plus grande, la dilatabilité plus étendue, la brièveté
extrême du canal augmentent beaucoup les chances d'expulsion spontanée. Chez l'homme, au contraire, la longueur
considérable, les variations de calibre et la tonicité plus
grande des parois en font une terminaison relativement
rare.

Quand l'expulsion a lieu, elle se produit généralement
au bout de peu de jours, et nous en tirerons cette déduc-
tion, c'est que les cas soumis au médecin ne répondent
sans doute pas à la majorité des faits. Nous avons vu
que les corps étrangers intra-vésicaux de beaucoup les

plus fréquents sont ceux qui ont été introduits par l'urèthre,
dans un but inavouable. Or on sait que le malade ne vient
dans ce cas consulter qu'après de longues hésitations, et le
plus souvent, lorsque des accidents sérieux l'empêchent
d'attendre, c'est qu'alors l'expulsion spontanée a été impossible. Si elle a eu lieu, le malade ne s'en vante généralement pas.

Dans le relevé que nous avons fait des cas publiés dans
ces dernières années, nous ne trouvons pas relaté un seul
fait d'expulsion spontanée. Un malade que nous avons
examiné dans le service de M. le professeur Guyon,
avouait bien s'être introduit dans le canal deux féverolles ; il précisait même dans quel ordre, la plus grosse
marchant la première, disait-il ; mais quelques instants
après l'une des deux était expulsée dans des efforts de
miction, sans être encore sans doute arrivée dans la
vessie.

Bartels, sur 87 de corps étrangers intra-vésicaux consécutifs à des traumatismes, note 28 fois l'expulsion produite
pendant des efforts de miction. Il s'agissait ;

De débris d'uniformes ou de peau ....   7 fois
D'esquilles................................   15 fois
De projectiles ....   6 fois

L'évolution du corps étranger vers le méat s'accompagne
en général de douleur et de modifications dans la forme,
ou la force du jet d'urine. Ces phénomènes se produisent
à leur maximum lorsque, et c'est fréquent, le corps étranger passe par des étapes intra-uréthrales qui peuvent parfois être définitives.

CHAPITRE II

PROCÉDÉS AYANT POUR BUT DE MODIFIER LES DIMENSIONS RELATIVES DU CANAL ET DES CORPS ÉTRANGERS.

1°. — PROCÉDÉS AGISSANT SUR LE CANAL DE L'URÈTHRE. DILATATION.

Il faut poser en principe que, au point de vue qui nous occupe, ce mode de traitement n'est pas applicable à l'urèthre de l'homme ; chez la femme il a trois principaux modes d'emploi.

A. — **Dilatation lente progressive.** — Cette méthode ne paraît pas être bien souvent indiquée, parce qu'elle ne peut se faire qu'avec des substances, éponge préparée, laminaire, qui doivent rester un certain temps en place ponr atteindre leur complète distension. Or, pendant ce temps, le cours de l'urine est arrêté ; et si l'on songe que le besoin d'uriner fréquemment est peut être le symptôme le plus constant des corps étrangers intra-vésicaux, on y verra une contre-indication à l'emploi de cette méthode. Et de plus l'expérience a prouvé que ces substances appliquées à la dilatation du rétrécissement de l'urèthre chez la femme arrivaient rapidement, même dans les vessies saines, à produire de la cystite.

B. — **Dilatation rapide progressive.** — Elle peut se faire d'une manière simple entre toutes, avec les doigts. Le petit doigt enduit de vaseline est introduit dans l'urèthre en lui imprimant un mouvement de torsion, puis après quelques instants et de la même façon, l'index et au besoin le pouce. Tous les modèles de série de bougies dilatatrices Hegar, Béniqué droite, Otis, peuvent être mis en usage.

C. — **Dilatation rapide immédiate** — C'est la méthode de choix car elle n'expose guère aux accidents, et augmente les chances d'une autre intervention dont elle est bien souvent le premier temps. La malade étant préalablement endormie, la vessie, vidée et lavée ainsi que l'urèthre, on emploie l'instrument de son choix.

Un certain nombre peuvent être employés dont ce n'est pas la destination primitive. Par exemple un spéculum nasal, anal ou aurique. Le dilatateur de Dolbeau, les dilatateurs utérins, si nombreux à notre époque, donneront de bons résultats. Pourtant un grand nombre d'instruments ont été contruits dans le but de la dilatation uréthrale : nous ne citerons parmi eux que la dilatateur de Collin à trois branches, celui de Mathieu à quatre branches et le dilatateur progressif à mandrin de M. le professeur Guyon.

Chez l'homme, nous l'avons déjà dit, la dilatation ne doit pas être considérée comme un mode d'intervention applicable en principe, mais il existe des cas assez fréquents où elle doit être pratiquée, sinon comme moyen curatif, au moins comme étant le premier temps d'une autre intervention, lithotritie ou préhension simple. Ce sont ceux où le sujet est porteur d'un rétrécissement de l'urèthre. Nous avons relevé plusieurs faits de ce genre, et il nous a été donné dans le service de M. le Professeur Guyon de suivre un malade rétréci chez qui une sonde, introduite dans le but de vider sa vessie, s'était brisée, l'extrémité formant corps étranger. Presque toujours dans ces cas, le corps étranger introduit dans un but thérapeutique est un fragment de sonde, ou une bougie conductrice d'uréthrotome. Dans de telles circonstances, la dilatation sera utilement pratiquée avec les bougies Béniqué.

2° Procédés agissant sur le corps étranger.

A. — **Action chimique ou thermique**. — Je citerai maintenant, pour mémoire d'abord, puis parce que sa connaissance peut dans certaines circonstances donner une idée utile, un procédé qui n'a pas été assez souvent employé pour que l'on puisse fixer des règles certaines, mais qui, à cette double condition, que le liquide introduit dans la vessie y soit bien toléré, et qu'il agisse sur le corps étranger pour en modifier la structure ou en amener la dissolution, pourra donner un résultat favorable. Il est basé sur l'emploi judicieux des propriétés thermiques ou chimiques de certains liquides sur la substance du corps étranger.

La première tentative de dissolution du corps étranger intra-vésical semble appartenir à Ledran qui, au milieu du siècle dernier, introduisit du mercure dans la vessie, dans le but de faire disparaître un fragment de sonde en plomb.

Leroy d'Etiolles fit en 1869, une série de recherches sur les modifications que pouvaient produire certains liquides sur des substances données, par leurs propriétés chimiques ou thermiques. Dans un cas où il avait affaire à un bâton de cire, ses recherches lui permirent de constater que les huiles fixes, bien tolérées par la vessie, n'avaient

pas une action assez rapide, bien que manifeste ; que les
huiles essentielles avaient une action plus active, bien
qu'insuffisante en raison du temps trop court où elles pouvaient être tolérées ; qu'enfin l'injection d'eau tiède à 40
degrés, ayant ramolli le bâton de cire, en permit l'extraction par fragments. M. le docteur Burckhardt a bien voulu
nous communiquer l'observation d'un fait de cette nature,
où des fragments de cire ramollis sous l'influence d'une
injection intra vésicale très chaude furent facilement
aspirés.

On voit donc que s'il possède sur la nature du corps
étranger des notions très précises, le médecin pourra
exercer sa sagacité dans cet ordre d'idées. Mais ce procédé,
qui pourtant peut répondre à certaines indications, ne doit
pas, surtout maintenant, être mis au niveau d'interventions plus chirurgicales.

B. — **Duplication.** — Supposons que l'on se trouve en présence d'un corps étranger, d'un diamètre peu considérable,
mais d'une longueur qui en rende l'extraction impossible
tant que son grand axe ne sera pas parallèle à celui du
canal de l'urèthre. Que devra-t-on faire?

Il faudra, et les instruments qui répondent à cette indication portent le nom de duplicateurs, agir sur le corps
étranger par un mouvement de levier ; il sera saisi en un
point quelconque, son milieu est pourtant préférable,
et c'est en ce point que sera appliquée la force, la résistance sera fournie, pour les corps souples comme les
sondes de caoutchouc, par les parois du col vésical, pour
les corps rigides par les parties périphériques de l'instrument.

C'est Segalas qui semble avoir eu le premier l'idée

d'un appareil composé de deux branches minces et droites inégalement recourbées à leur extrémité qui est logée dans une canule ayant la forme d'une sonde un peu aplatie et qui sert à la fois de constricteur et de conducteur ; le mouvement de retour s'opère à l'aide d'une vis de rappel.

Courty fit connaître en 1852 un duplicateur composé d'une canule recourbée à son extrémité vésicale, et dont le talon, percé d'un orifice, permettait à un crochet de venir faire saillie dans la vessie, de saisir le corps étranger et de rentrer avec lui dans la tige conductrice sous l'action d'une crémaillère à pignon placée sur le manche de l'instrument.

Le duplicateur présenté en 1856 par Mercier, est, comme le lithotriteur, formé d'une branche mobile et d'une branche fixe ; cette dernière est perforée sur sa partie recourbée ; la branche mobile, qui va en s'amoindrissant, se termine en crochet. Le corps est d'abord immobilisé entre les deux branches, puis replié par la branche mobile actionnée par un pas de vis situé sur le manche de l'instrument.

Sur ce principe de la duplication des corps étrangers, un grand nombre d'instruments ont été inventés qu'il serait trop long de décrire, d'autant mieux que dans les cas où le chirurgien décide d'intervenir par cette méthode, c'est très généralement l'instrument de Courty qui est encore mis en usage.

C. **Lithotritie.** — Nous arrivons à un procédé qui doit être employé maintenant dans la majorité des cas, car il répond à plusieurs indications : c'est la lithotritie. Par lui :

1° On brise le corps étranger quand sa nature le permet.

2° On brise les concrétions calcaires qui si souvent en

rendent l'extraction impossible par une autre méthode.

3° Enfin le lithotriteur est un instrument de préhension simple; à ce point de vue, il sera étudié plus loin.

Nous ne voulons point nous étendre en de longues considérations sur les modifications que cette méthode a subies depuis qu'elle est appliquée, et la première idée en remonte bien loin; nous exposerons seulement la technique de M. le professeur Guyon quand il l'emploie pour les corps étrangers.

1ᵉʳ TEMPS. — *Lavage* du gland et du canal avec de l'eau boriquée à 5 o/o.

2ᵉ TEMPS. — *Injection* dans la vessie d'une certaine quantité de liquide, quantité limitée d'une part par le degré de tension de la vessie, d'autre part par les dimensions du corps étranger. Trop de liquide rendrait la prise difficile en augmentant la mobilité des corps étranger ; trop peu rendrait la manœuvre impossible par le rapprochement des parois vésicales. On injectera en général de 60 à 150 grammes. Quelle sera la nature du liquide ? Si l'on opère dans une vessie saine et pour un corps étranger peu septique, l'eau boriquée à 5 o/o sera suffisante ; mais dans la majorité des cas on devra employer le nitrate d'argent à $\frac{1}{1000}$, mais il faudra alors :

1° Que le malade soit endormi.

2° Que le lithotriteur soit argenté.

3ᵉ TEMPS. — Arrivé à cette étape de l'opération, le chirurgien devra être bien pénétré des principes qui ont été posés par M. Guyon dans ses Leçons cliniques, et des conclusions du travail de M. Henriet. Il ne devra pas diriger ses recherches dans le même sens si le sujet est un

homme que si c'est une femme, si le corps étranger est
très long que s'il est court ou arrondi ; si la vessie renferme 200 grammes de liquide que si elle en renferme 60.

Nous renvoyons aux ouvrages que nous avons cités
plus haut et où toutes ces questions sont magistralement
traitées.

4ᵉ TEMPS. — Le corps ou le calcul qui s'est développé
autour de lui a été saisi entre les branches du lithotriteur.
Il faut les broyer. Pour cela, après les avoir bien saisis,
et imprimé à l'instrument un mouvement de latéralité
qui vous donne, par la facilité avec laquelle il s'accomplit,
la certitude que la paroi vésicale n'a pas été pincée, on
tourne l'écrou qui actionne la branche mobile et l'on a la
sensation très nette de l'éclatement du calcul ou tout au
moins de l'affaissement du corps saisi. On fait des prises
répétées jusqu'à ce que l'on ne sente plus de fragments
assez gros pour ne pouvoir être expulsés par la sonde évacuatrice.

Si le corps est de ceux sur lesquels le lithotriteur ne
peut avoir d'action soit à cause de sa rigidité, soit à cause
de sa dureté, il ne faudra pas pousser plus loin les manœuvres de broiement et passer au temps suivant. Ici
pourtant doit être observée une précaution qui n'est pas
sans importance, car un oubli pourrait produire par déchirure de la muqueuse uréthrale des accidents assez
graves. Il faudra avoir soin de faire à vide plusieurs prises pour débarrasser les mors de l'instrument de tous les
fragments qui pourraient y adhérer encore.

5ᵉ TEMPS. — Ayant retiré avec douceur le lithotriteur,
la sonde évacuatrice à gros calibre, obturée par un mandrin souple, est introduite. Puis le mandrin est retiré, et
l'on pousse vivement dans la vessie le contenu d'une

seringue de 150 grammes d'eau boriquée ou de nitrate d'argent. La vessie fortement distendue, revient sur elle-même, mouvement dont on peut encore augmenter l'énergie par une pression exercée sur l'abdomen, et chasse les fragments. Le contenu de plusieurs seringues est injecté dans la vessie, et l'on provoque par ce moyen l'expulsion de la plus grande partie des fragments.

6e TEMPS. — Sans retirer la sonde introduite pour le lavage, et qui n'est qu'une des pièces de l'aspirateur, on ajuste ce dernier sur le pavillon de la sonde, après avoir eu soin de pousser dans la vessie une quantité de liquide suffisante pour produire une distension modérée, et dont la résistance du piston au doigt qui le pousse, donne la plus juste mesure.

L'appareil est disposé de telle sorte que la boule de verre qui le termine inférieurement, et où viennent s'amasser les fragments, soit placée entre les cuisses du malade et aussi rapprochée que possible du plan du lit. Cette disposition donne une sûreté de plus pour que les débris déjà tombés dans le récipient ne soient pas refoulés dans la vessie. Dans l'aspirateur de M. Guyon, on ne les voit pas se déplacer même dans les plus fortes pressions exercées sur la poire ; mais deux sûretés valent mieux qu'une. La poire en caoutchouc est actionnée un nombre de fois suffisant pour que l'on ne constate plus l'arrivée d'aucun fragment dans le récipient. Le tube de verre que M. Guyon a fait adapter sur le trajet du tube aspirateur donne à cet effet des renseignements très précis, et d'un contrôle facile.

L'aspiration paraît être le temps le plus douloureux de l'opération ; à chaque coup de piston, le malade réagit dès que la résolution n'est pas complète. Certains auteurs prétendent que la paroi vésicale est aspirée et vient se coller à l'orifice de la sonde, de là les phénomènes douloureux. M. Guyon affirme que ce n'est pas l'aspiration mais bien la distension qui est douloureuse, et il suffit de le voir opérer pour être convaincu.

7° TEMPS. *Vérification.* — Bien persuadé que la lithotritie à séances prolongées n'a pas la gravité que d'aucuns lui ont attribuée, M. le professeur Guyon n'hésite pas à tenir la conduite suivante. La grosse sonde est retirée, ayant été préalablement obturée par le mandrin, et le lithotriteur est introduit à nouveau. Si l'instrument rencontre des débris, il les brise, et la série des manœuvres que nous venons d'indiquer est mise de nouveau en pratique ; s'il n'en rencontre pas, et l'on est bien vite fixé, le lithotriteur est retiré et l'on passe au dernier temps.

8ᵉ TEMPS. *Fixation d'une sonde à demeure.* — La sonde que l'on introduira, sera fixée, d'après le procédé employé dans le service de M. Guyon, procédé excellent mais assez compliqué et que l'on comprendra bien mieux en le voyant exécuter une seule fois, que par les descriptions les plus détaillées. Cette sonde sera en gomme, rigide et à bout coupé. Elle est destinée à faciliter, sans danger pour l'urèthre, l'expulsion des fragments qui auraient pu rester dans la vessie. On n'aura pas ici comme dans l'uréthrotomie à craindre de laisser en place une sonde trop volumineuse; un n° 20 de la filière Charrière sera très bien supporté. Elle devra rester en place deux jours au moins.

9ᵉ TEMPS. — Comme complément de cette opération ; il sera utile de faire pendant plusieurs jours et deux fois par jour des lavages vésicaux, avec une solution tiède d'acide borique ou de nitrate d'argent. Il faudra éviter de distendre la vessie.

CHAPITRE III

PROCÉDÉS NE MODIFIANT NI LA FORME DU CORPS ÉTRANGER NI LE CALIBRE DE L'URÈTHRE.

1° INTERVENTION PAR LES VOIES NATURELLES

A. Aspiration. — Nous arrivons maintenant au troisième groupe de notre classement ; où nous traiterons des méthodes qui n'agissent sur le corps étranger que pour rendre sa direction parallèle à celle de l'urèthre, en respectant l'intégrité de ce canal, ou bien en le rendant accessible par des voies artificielles.

Ici encore nous décrirons d'abord le procédé le plus simple, celui qui demande au chirurgien une habileté moindre.

Dans certains cas particulièrement simples, où le chirurgien possède des renseignements très précis sur le volume du corps étranger, il pourra en obtenir l'évacuation par aspiration simple. Si, comme cela se présente souvent chez les enfants, on se trouve en présence de grains de blé, pois, perles de verre, on obtiendra par ce procédé d'excellents résultats. La sonde évacuatrice sera aussi grosse que possible : après injection dans la vessie d'une certaine quantité de liquide et ajustage de l'aspirateur on se comportera comme dans le temps analogue de la lithotritie.

L'appareil de M. le professeur Guyon, qui est une modification des instruments antérieurs de Thompson et de Bigelow, est particulièrement recommandable. Ses principaux avantages sont : 1° La fixation absolue des fragments aspirés dans l'ampoule de verre qui termine inférieurement l'instrument ; le résultat est obtenu d'une part au moyen d'une petite grille métallique à mailles très fines, placée à la partie inférieure de la poire en caoutchouc, et d'autre part grâce à la disposition du tube évacuateur qui vient s'adapter à l'extrémité de la sonde en formant avec elle un angle très aigu. 2° La longueur plus considérable du tube qui permet d'abaisser l'instrument près du plan du lit et assure ainsi la fixité des fragments. 3° L'index de verre qui existe sur ce tube laisse facilement reconnaître le point où en est l'opération. 4° Enfin la mobilité de la sonde sur l'aspirateur proprement dit, permet de faire porter l'action successivement sur toutes les régions de la vessie.

B. Redressement. — Si le chirurgien se trouve en présence de corps durs et rigides, à tel point qu'on ne puisse les broyer, et si le malade refuse une intervention qui permette de les extraire par des voies artificielles, il faudra tenter l'extraction par redressement ; le corps étranger étant saisi d'abord puis redressé parallèlement à l'urèthre et enfin attiré au dehors.

Leroy d'Etiolles semble avoir fait plus que personne dans cette voie, car il n'a pas fait connaître moins de cinq modèles de redresseurs. Le plus employé qui répond à ces deux indications, redresser le corps d'abord, l'extraire ensuite, a la forme d'un brise-pierre. Il est composé de deux branches, l'une fixe, l'autre mobile ; leur extrémité

vésicale est recourbée. Au point correspondant à la courbure elles sont creuses, la convexité de l'une venant s'appliquer sur la concavité de l'autre, au même niveau les
branches sont creusées d'une petite échancrure latérale
ayant de cinq à six millimètres. Un mandrin cheminant
dans l'intérieur de l'instrument vient actionner un petit
bouton de deux ou trois millimètres qui fait saillie latéra-
lement au niveau des branches de préhension, mais du
côté opposé à l'échancrure.

Le redresseur étant introduit dans la vessie, il faut
d'abord saisir le corps étranger entre les deux branches
avec une force moyenne, cette prise se fait généralement
perpendiculairement à sa plus grande longueur, ou un peu
obliquement. Alors agir par le mandrin sur le petit bouton latéral. Fixé d'une part entre les deux branches,
poussé d'autre part par le bouton, le corps subit un mouvement de déplacement dans le sens transversal qui devrait
théoriquement le ramener dans l'axe de l'instrument.
Ce n'est pas toujours ce qui arrive dans la pratique, car
si le corps est un peu long et a été saisi loin de son
extrémité, celle-ci viendra butter contre la limite de l'échancrure latérale et ne pourra se mettre dans l'axe de l'instrument : dans ce cas il faudra faire une ou plusieurs
autres prises, et pour chacune recommencer toute la série
des manœuvres.

C'est encore la forme générale d'un lithotriteur qu'af-
fecte le redresseur de Robert et Collin. Il a lui aussi
deux branches, l'une mobile, l'autre fixe terminées à leur
extrémité vésicale en forme de coin ; la branche inférieure fixe se termine par un léger renforcement qui
forme crochet, la branche supérieure mobile se termine
en coin qui va en s'amincissant du talon de l'instrument

à sa terminaison, c'est un plan incliné sur la face qui regarde la branche inférieure. Enfin sur le côté gauche existe une gouttière longitudinale.

Le corps étant saisi, la pression tend à le faire glisser sur le plan incliné jusqu'à l'extrémité de la branche inférieure ou il est arrêté par la saillie qui la termine. Le même mouvement par une action de levier, résultant de ce que la force et la résistance ne s'appliquent pas tout à fait dans le même plan vertical tend à ramener le corps étranger dans l'axe de l'instrument.

C'est donc une simplification instrumentale et une facilité de plus dans la manœuvre qui fait l'avantage de ce redresseur.

C. Préhension simple. — Chez la femme où la distance à parcourir pour pénétrer dans la vessie est courte, et où les voies sont relativement larges, c'est un procédé qui s'impose, parce qu'il réussit très souvent, parce que c'est une opération bénigne, et parce qu'il n'exige pas d'outillage bien compliqué. Nous avons relevé plusieurs cas chez la femme où le corps étanger avait été saisi plus ou moins facilement il est vrai, et quelquefois grâce au secours d'un doigt introduit dans le vagin, ou dans le rectum, soit avec des pinces à forcipressure, soit avec des tenettes soit encore avec de simples pinces de trousse, et extrait ou bien simplement, ou bien après dilatation préalable.

Chez l'homme, l'intervention est autrement difficile, et l'on n'a guère d'espérances à fonder sur la pince de Hunter. Mais il est un instrument qui par son maniement relativement facile, par la plus grande habitude qu'en possède le chirurgien, donne des résultats merveilleux quand on l'emploie suivant les règles qu'a fixées notre maître, M. le professeur Guyon, régles auxquelles l'a conduit sa longue expérience et qu'il a fait vérifier par des recherches expérimentales dues à son élève M. Henriet.

Cet instrument est le lithotriteur. On sait que la plupart des redresseurs n'en sont que des complications ; aussi est-il bien plus simple de l'employer tout d'abord.

Autrefois cet instrument n'était guère usité que dans deux cas : 1° Lorsque le corps était recouvert d'incrustations calcaires, et alors c'était le premier temps d'une autre intervention ; 2° lorsqu'étant renseigné sur la nature du corps étranger, le chirurgien était décider à le broyer, en même temps que les concrétions dont il était devenu le centre, s'il y en avait.

L'instrument à employer sera le plus souvent le lithotriteur à mors fenêtrés, il est surtout recommandable dans les cas où le corps étranger est un bout de sonde en caoutchouc, et l'on sait qu'une grosse part en est ainsi formée ; s'engageant dans les fenêtres de l'instrument, le corps étranger produit une distension uréthrale moindre. Dans ces cas le lithotriteur agit comme duplicateur.

Il peut encore être employé comme redresseur. Lorsque le corps étranger étant rigide, les efforts du chirurgien tendent à le rendre parallèle à l'axe de l'urèthre. Ici on emploiera de préférence le lithotriteur à mors plats, de peur qu'une des extrémités du corps étranger ne s'engageant dans la fenêtre de l'instrument ne fasse un coude avec la direction de ce dernier.

Examinons dans quels points un corps étranger devra être cherché et dans le cas d'un corps étranger rigide, dans quelles conditions il pourra être ramené parallèle à l'axe de l'urèthre.

Il résulte des recherches faites par M. Henriet.

1º Que les corps étrangers d'un diamètre peu considérable, tendent, en vertu de leur poids, à se porter simplement dans les parties déclives de la vessie, et ont les plus grandes chances d'être rencontrés, chez l'homme au moins, dans le bas-fond de la vessie. Chez la femme et chez l'enfant par suite de l'absence du relief prostatique, la recherche est plus difficile.

2º Quand le corps étranger a un diamètre moyen de 6 à 8 centimètres, il se rencontrera en général dans une vessie vide ou médiocrement distendue, transversalement en arrière du col, car M. Henriet a prouvé par ses expériences :

1º Que le diamètre transversal de la vessie est le plus constant, et le seul qui persiste quand la vessie est complétement vide.

2º Qu'à mesure que la vessie se distend ce sont les autres diamètres qui se forment, et que le diamètre transversal atteint le premier son maximum qui est de 10 centimètres.

Mais si la longueur du corps étranger rigide est plus considérable, il ne pourra plus se loger complètement que dans une vessie distendue, et suivant un diamètre vertical ou oblique, car d'après M. Henriet :

3º Le diamètre vertical continue à croître quand les autres ont atteint leur maximum, et peut acquérir des dimensions excessives.

Quant aux substances qui par leur poids spécifique peuvent flotter, elles sont douées d'une mobilité qui ne permet pas d'affirmer qu'on peut les trouver ici plutôt que là, et qui rend leur prise bien difficile ; mais heureusement que ce cas se présente rarement.

Les corps creux, comme les bouts de sonde, occupent presque toujours le fond.

Le corps étranger ayant été trouvé et suivi, deux cas peuvent se présenter :

1° Le corps est mou, flexible (bout de sonde, bougie conductrice d'uréthrotomie).

Le lithotriteur agit alors comme duplicateur et si le volume n'est pas trop considérable, il n'y a plus qu'à retirer l'instrument après avoir assuré la prise.

2° Le corps étranger est rigide (sonde en gomme, crayon).

Nous l'avons trouvé transversalement placé, il s'agit de le rendre parallèle à l'axe de l'urèthre. Le lithotriteur sera alors employé comme redresseur.

Ou bien le corps aura été saisi tout à fait à l'une de ses extrémités et alors il subira, c'est un fait d'expérience vulgaire, et les recherches de Caudmont l'ont prouvé, un mouvement de bascule, la force agissant sur son extrémité et la paroi latérale du col sera le point d'appui, ainsi il deviendra parallèle à l'instrument qui le précède dans sa sortie.

Mais la manœuvre ne sera pas toujours aussi simple, et il arrivera plus souvent encore que le corps étranger sera saisi presque par son milieu. Le chirurgien aura il est vrai la ressource de faire plusieurs prises, et chaque fois d'essayer s'il n'est pas assez rapproché de l'extrémité du corps pour lui imprimer le mouvement de bascule. Mais si tous ses efforts sont vains, que devra-t-il faire ?

Il aura recours à une manœuvre qui est appelée à lui rendre de grands services et que M. le professeur Guyon recommande tout particulièrement, je veux parler du toucher, vaginal chez la femme, rectal chez l'homme.

Ainsi il pourra sentir le corps étranger, et par des pressions méthodiques, il pourra faire en sorte qu'il soit redressé sans présenter d'extrémité saillante au talon de l'instrument. Il est bien entendu qu'il faudra laisser au corps étranger une certaine liberté, et pour cela, après l'avoir saisi, desserrer légèrement les mors de l'instrument.

Toutes ces données ne sont pas des vues de l'esprit seulement; elles reposent sur des faits nombreux. Il nous souvient pour notre part, qu'assistant à l'extraction d'un bout de sonde (observation XLIII), le professeur annonça à l'avance où il allait trouver le corps étranger, et à la première prise qu'il fit dans le bas-fond de la vessie la sonde fut saisie.

Ce procédé repose donc sur des données certaines, et est tellement simple que bien souvent il doit constituer la méthode de choix.

Pour les autres temps de l'opération, la similitude est grande avec ceux de la lithotritie. La position du malade est la même, les précautions préliminaires les mêmes aussi. Seule la question de savoir quelle quantité de liquide il faut injecter dans la vessie est importante et varie suivant les indications qui résultent des faits que nous avons rapportés plus haut. Enfin la chloroformisation n'est même pas toujours nécessaire, et dans l'observation que nous citions tout à l'heure, bien qu'elle n'ait pas été employée, le malade n'accusa qu'une très minime douleur.

D. **Cystoscopie.** — Nous en arrivons maintenant à un moyen d'extraction des corps étrangers, qui récemment employé en France pour la première fois, par MM. Tuffier et Janet à l'hôpital Necker, n'y a pas encore reçu de nouvelles applications. C'est de l'Allemagne, de l'Autriche et de la Suisse que nous viennent dans ces dernières années la plus grande partie des travaux sur ce sujet. Qu'il nous soit ici permis d'adresser une fois encore nos remerciements à MM. Max Nitze de Berlin, et à M. le docteur Burckhardt de Bâle, qui tous deux font autorité en ces matières et qui ont bien voulu nous communiquer quelques documents.

Le fait d'éclairer l'intérieur de la vessie va nous permettre de décider 1° quel est le mode d'intervention commandé, par la nature, le volume, la longueur, la position, la forme du corps étranger, 2° de pratiquer l'extraction sous le contrôle de l'œil.

Par quels procédés peut se faire l'éclairage de la vessie, quels sont les instruments qui nous permettent de le pratiquer, enfin quel est leur maniement, que la cystoscopie réalise le premier temps de l'extraction, ou qu'elle s'y trouve plus immédiatement unie encore : c'est ce que nous proposons d'examiner.

Nous n'avons pas l'intention de faire l'historique de la cystoscopie qui a été fort bien traitée par M. Janet dans les Annales des organes génito-urinaire. Nous nous contenterons de dire ce qui sera nécessaire pour pouvoir l'appliquer au sujet qui nous occupe.

La source lumineuse est, quant à sa nature, ou bien la lumière solaire, ou bien la lumière artificielle qu'elle soit produite par l'huile, le gaz et ou bien, grâce à un récent et inappréciable perfectionnement par l'électricité. Quant à la position que cette source lumineuse occupe par rapport à l'organe qu'elle est destinée à éclairer, elle est externe ou interne. De ce fait s'imposent des instruments de modèles tout différents.

Il semble au premier abord audacieux, et cela devait

surtout paraître tel lorsque l'on n'avait pas la chance de posséder la lumière électrique, d'introduire une source lumineuse dans la vessie ; aussi les premiers cystoscopes, ceux de Bozzini, Ségalas, Désormeaux furent-ils des appareils à la lumière externe, différant surtout en ce que la paroi vésicale était éclairée tantôt par la lumière directe comme dans le premier, tantôt par la lumière réfléchie comme dans le second. Une autre remarque à faire, c'est que la source lumineuse, qui est partie intégrante de l'appareil dans les premiers, ceux de Bozzini, Désormeaux, devient plus tard libre, mais le réflecteur adhère encore au reste de l'instrument dans le modèle de Ségalas. Dans une période plus avancée de perfectionnement, le foyer lumineux et le plan de réflexion sont libres et mobiles, c'est sur ce principe que sont construits les cystoscopes de Grünfeld, dont il n'a pas donné moins de cinq modèles, et qui sont ceux dont on se sert généralement aujourd'hui, étant admis que l'on se propose de pratiquer l'exploration intravésical à la lumière externe.

Le modèle le plus facile à manier pour l'exploration vésicale se compose :

1° D'une source lumineuse, constituée par une petite lampe mobile et fixée sur un bandeau frontal que porte l'opérateur.

2° D'un appareil de réflexion qui se compose d'un miroir concave ordinaire percé en un point de sa surface d'un trou destiné à laisser passer le rayon visuel. Le foyer de cet appareil peut être éloigné ou rapproché au gré de l'opérateur, grâce à la mobilité de la source lumineuse autour d'un axe qui lui sert de charnières.

Le tube endoscopique est une tige métallique creuse, droite dont l'extrémité viscérale est fermée par un verre plan, mais pour éviter la réflexion des rayons lumineux, ce verre n'est pas disposé à angle droit, mais un peu obliquement sur l'axe du tube.

Si l'on devait explorer la vessie à vide, et si par ce procédé on voulait pratiquer l'extraction de petits corps étrangers sphériques et lisses, par exemple, il faudrait employer l'endoscope ouvert, qui n'est qu'un simple tube métallique dont les deux extrémités sont ouvertes, et qui ne doit être introduit dans l'urèthre qu'après avoir été obturé par un mandrin en bois, destiné à préserver la muqueuse de toute lésion, en même temps qu'à empêcher les sécrétions d'y pénétrer.

Dans les cas enfin où l'introduction d'un instrument droit dans la vessie serait impossible, et cela peut se présenter chez l'homme, particulièrement dans les cas d'hypertrophie de la prostate, on pourrait avoir recours à un autre modèle d'instrument également construit par Grünfeld et présentant la courbure de la sonde à béquille.

Ce sont ces derniers appareils qui donnent à l'heure actuelle les meilleurs résultats comme cystoscopes à lumière externe.

Mais si, et dans bien des cas on en retirera un grand avantage, le foyer lumineux doit être porté dans la vessie on aura à choisir entre les appareils de Nitze de Leiter ou de Boisseau du Rocher.

C'est presque en même temps, en 1876, que Nitze et Leiter inventèrent un instrument destiné à éclairer la vessie par une lumière interne.

L'appareil de Nitze qui est d'un maniement plus simple et qui est par suite d'un usage plus répandu sera décrit en premier lieu.

Le grand perfectionnement que Nitze apporta à la cystoscopie fut de porter la source lumineuse dans la cavité vésicale ; mais, ici une question se posait, quelle devait être la nature de cette lumière, pour que d'une part les rayons calorifiques ne fussent pas trop nombreux, et puis que d'autre part l'intensité des rayons lumineux fut considérable. L'électricité seule était à même de remplir cette double condition. Un fil de platine porté à l'incandescence par le passage d'un courant électrique, fut ce que Nitze trouva de mieux à l'origine, mais ce procédé avait l'inconvénient de pouvoir brûler la paroi vésicale, et en tous cas de réchauffer le liquide intra-vésical qu'il devenait nécessaire de renouveler alors par une irrigation continue. Plus tard la lumière électrique fut isolée du liquide par une petite ampoule de verre et enfin les petites lampes Edison sont maintenant, par la pureté et l'intensité de la lumière qu'elles fournissent, en même temps que par l'isolement de la source lumineuse et la petitesse infinie qu'on peut leur donner le meilleur mode d'éclairage.

Le tube endoscopique est fermé à ses deux extrémités; l'une viscérale est coudée comme la sonde à béquille, et présente à la base de la partie coudée, une fenêtre qui suivant que l'on se propose d'inspecter les parois antérieure, postérieure ou latérales de la vessie, est percée sur la face antérieure, postérieure, ou sur une des faces latérales du tube; l'extrémité du bec est formée par une partie métallique mobile, car un pas de vis permet de la mettre ou de la retirer à volonté; dans l'intérieur de cette armature métallique se trouve une petite lampe Edison, une fenêtre pratiquée du côté correspondant à la fenêtre située à la base du bec, permet d'éclairer plus particulièrement la région qui a guidé dans le choix de l'un ou de l'autre des divers modèles du cystoscope.

Quant à l'appareil optique, il est composé d'un objectif qui est lui-même formé de deux lentilles destinées à corriger l'aberration de sphéricité considérable pour une des petites lentilles que l'on est obligé d'employer à l'extrémité viscérale du tube.

Le cystoscope de Leiter, qui fut présenté en même temps que celui de Nitze, repose sur les mêmes principes. Il en diffère seulement en ce que la lampe électrique enfermée dans le bec de l'instrument est protégée par une fenêtre en cristal, en ce que la fermeture de l'extrémité circulaire est disposée d'une autre façon, enfin en ce que le système optique du cystoscope destiné à l'examen de la paroi postérieure de la vessie est simplifié par le transport de la fenêtre au niveau de l'angle du coude et par la suppression qui en est la conséquence d'un prisme et d'un miroir.

Un autre instrument qui a soulevé de vives polémiques, et pour la découverte duquel la question de priorité a donné lieu à d'âpres revendications, est celui que M. Boisseau du Rocher de Paris a fait connaître en 1887, et présenter à l'Académie de médecine en 1891, par M. le professeur Guyon, qu'il appelle le mégaloscope et qui présenterait selon son auteur de nombreux avantages. 1° De permettre l'éclairage d'une étendue beaucoup plus considérable de la paroi vésicale, la surface visible étant comparativement à celle que donne le cystoscope de Nitze, toujours d'après l'auteur, 16 fois plus étendue. 2° Un système de tubes permettrait un lavage continu de la cavité vésicale, qui est peut être bien un peu théorique, et en tous cas insuffisant si la muqueuse est couverte de pus, et si l'on a affaire à autre chose qu'à une hémorrhagie peu abondante. 3° Les deux petits tubes parallèles qui courent sur la face inférieure de la sonde et qui sont surtout destinés au lavage peuvent aussi servir au cathétérisme des uretères, fait sous le contrôle de l'œil. 4° La sonde qui est de 27 centimètres, plus longue que dans l'appareil de Nitze, facilite le rôle de l'opérateur qui n'est plus obligé de se tenir le nez dans les bourses du malade. 5° Enfin l'appareil optique n'est introduit qu'après la pénétration de l'instrument dans la vessie; de cette façon sont évitées les souillures qui pourraient nuire à l'examen. L'asepsie enfin en serait plus facilement réalisable que pour les autres modèles.

En résumé cet instrument offre des avantages réels, mais qui ne sont peut-être pas compensés par ce fait que le maniement en est un peu compliqué à cause du grand nombre de pièces et de manœuvres.

Nitze prescrit trois indications principales : 1° agir rapidement; 2° explorer le plus possible de la paroi vésicale; 3° faire souffrir le malade le moins possible. On comprend que la lumière se répartit sur une surface de la vessie que l'on peut se représenter comme la base d'un cône dont l'axe serait perpendiculaire à la surface libre du prisme, et dont l'angle est d'au moins 45 degrés et que pour chaque changement de position de l'instrument le cône se déplace d'une valeur égale. On examinera donc les mouvements qui se passent d'avant en arrière, suivant l'axe de l'instrument, ensuite ceux qui se produisent autour d'un axe fixe et enfin ceux qui sont une combinaison des deux premiers.

Nous demandons la permission de citer quelques lignes sur ce sujet, dues au consciencieux travail de M. Nitze : « Pour explorer méthodiquement, dit-il, une vessie normalement développée, il faut, après avoir introduit l'instrument, faire les cinq mouvements suivants :

1° Nous tournons le bec du cystoscope de telle sorte qu'il fasse à droite de la verticale un angle de 22 degrés 1/2, et relevant doucement l'extrémité externe de l'instrument, nous le poussons jusqu'à ce qu'il arrive au contact de la paroi postérieure de la vessie, pour pouvoir éclairer aussi loin que possible, nous élevons un peu plus fortement encore l'extrémité externe, mouvement qui a pour résultat de faire pénétrer plus horizontalement et plus profondément le bec du cystoscope.

2° Tourner en second lieu le cystoscope de 45 degrés vers la gauche, élever encore un peu plus la partie externe et retirer l'instrument en le faisant légèrement glisser sur la paroi de la vessie jusqu'à l'orifice interne de l'urèthre.

3° Arrivé là, nous inclinons encore notre instrument de 45 degrés vers la gauche, en même temps nous inclinons légèrement l'extrémité externe du même côté et nous enfonçons de nouveau l'instrument jusqu'à la paroi postérieure.

4° Puis, l'instrument étant reporté du côté droit, extérieurement on fait évoluer le bec de 135 degrés vers la droite et en conservant cet angle on le ramène où il était tout à l'heure, à l'orifice de l'urèthre.

Enfin on procède au cinquième et dernier temps, où la partie interne du cystoscope étant fortement renversée, le bec de l'instrument dirigé en bas est profondément introduit dans la vessie.

En résumé, avec le cystoscope Nitze, le grand avantage est le maniement facile, mais le prix en est plus élevé que celui de l'instrument de Leiter, il est moins considérable pourtant que celui du mégaloscope. Un autre désavantage qu'il présente sur ces deux derniers, c'est que, si sa lampe ne fonctionne plus ou se brise, cela peut donner lieu à des accidents chez le malade, et tout au moins pour le médecin des frais et des retards considérables, l'appareil devant être renvoyé à Berlin pour être réparé;

dernier inconvénient, on est obligé de se servir de plusieurs instruments si l'on a plusieurs régions de la vessie à explorer.

Le cystoscope de Leiter protège mieux le malade contre les accidents, permet un rêmplacement rapide des lampes fait par le médecin lui-même et possède un système optique plus simple.

Les avantages du mégaloscope viennent d'être suffisamment décrits pour que l'on puisse maintenant se faire une idée des indications et contre-indications de chacun. Nous devons dire toutefois que le cystoscope actuellement employé à l'hôpital Necker est celui de Nitze.

Position du malade. — Il faut avant tout, pour que l'examen endoscopique soit fructueux, que le malade ait une position telle, que l'emploi méthodique des instruments ne fasse éprouver au médecin aucune fatigue. M. Nitze recommande la position horizontale ; mais nous croyons que cette pratique qui est employée à Necker et qui consiste à maintenir obliquement la partie supérieure du corps est préférable, son siège viendra affleurer le bord de la table ou le dépasser légèrement, les jambes seront écartées et soutenues soit par des pédales, soit par des supports emboitant le creux poplité. Mais le point important entre tous est la correspondance parfaite qui doit exister entre la hauteur des organes urinaux explorés et les yeux de l'observateur. ce dernier étant assis, le buste droit et sans fatigue. Deux moyens permettent de réaliser cette adaptation parfaite, la hauteur suffisante de la table, qui de plus sera avantageusement pourvue d'un système permettant d'élever à volonté le siège du malade. 2ᵉ le choix comme siège d'un tabouret analogue aux tabourets de pianos. pourvu d'une tige et d'un pas de vis permettant d'augmenter ou de diminuer à volonté la hauteur du siège.

Après avoir eu soin de faire un premier lavage de la vessie, quel que soit du reste l'instrument que l'on compte employer, une certaine quantité de liquide que M. Nitze évalue à 150 centimètres cubes, sera injectée dans la vessie et y sera laissée. Ce liquide sera de l'eau boriquée, liquide parfaitement transparent et n'ayant pas de propriétés irritantes. L'instrument est introduit dans la vessie suivant la règle du cathétérisme normal, ayant été probablement lubrifié avec de la glycérine qui a l'avantage d'être absolument transparente. Toujours l'instrument devra être introduit éteint, car il ne manquerait pas de produire dans l'urèthre une sensation de douleur surtout s'il était déjà allumé depuis un instant, et à ce sujet nous ferons remarquer aussi que l'exploration cystoscopique étant terminée et le courant ayant été interrompu, il faudra attendre, toujours pour la même raison, quelques instants avant de retirer l'instrument. Le fait d'injecter, suivant la pratique de Nitze, une bulle d'air préalablement filtrée sur de l'ouate, complique inutilement l'opération, car il est plus simple comme cela existe dans plusieurs instruments, de placer à l'extrémité externe un index correspondant à la position du bec et donnant par simple inspection, par le toucher même la notion exacte de cette partie de la vessie qui est soumise à l'exploration.

Le cystoscope étant introduit dans la vessie et le courant ayant été établi c'est alors que commence l'exploration vésicale proprement dite. Elle n'est pas sans présenter une certaine difficulté ; c'est pourquoi Nitze a voulu poser des règles très précises, permettant de savoir où l'on se trouve, où l'on va et qu'il nous sera utile d'appliquer dans la recherche des corps étrangers si nous voulons avoir des données certaines.

Toutes ces notions, que nous avons cru devoir indiquer parce que sans elles il est bien difficile d'arriver à la découverte d'un corps étranger intra-vésical, vont nous permettre de dire ce qu'il convient de faire lorsque nous avons des raisons de croire à son existence.

L'instrument est introduit et en pratiquant la série des manœuvres que nous venons de décrire, on rencontre un aspect anormal, que doit-on penser? Si le corps étranger est récent, il apparaîtra très nettement avec sa forme, sa grosseur et sa position.

Pourtant ici se placent quelques remarques indispensables. La grosseur variera, cela est facile à comprendre, avec la distance plus ou moins grande qui sépare l'objet du prisme, et ce n'est guère que par l'habitude que l'on pourra avoir une notion précise du volume.

Il y a encore un cas où il ne sera pas facile d'apprécier les dimensions, c'est lorsqu'un calcul développé autour d'un corps étranger, sera assez volumineux pour ne pas être inclus en entier dans le champ d'éclairage.

Pour juger de la position du corps étranger, on a ou bien la bulle d'air que Nitze recommande d'introduire indiquant le sommet de la cavité vésicale, ou bien les orifices urétéraux, ou bien enfin la connaissance de l'angle que fait avec l'axe du corps la partie externe de l'instrument augmenté de l'angle formé par le bec et le corps de l'instrument, plus le petit angle mort situé entre le bec de l'instrument et le cône des rayons lumineux.

Quelques observations vont maintenant bien faire saisir l'importance que peut dans bien des cas avoir l'examen endoscopique, pour décider le choix du mode d'intervention.

Observation I (Nitze).

Une femme de 35 ans fut opérée en avril 85 par le docteur Martin, par l'ovariotomie d'une tumeur de l'ovaire gauche ; sur le pédicule furent jetées de nombreuses ligatures de soie. Les suites de l'opération furent heureuses, et 18 jours plus tard, la malade sortait de la clinique complètement guérie, et n'y retournait qu'en février 87 pour ses douleurs actuelles, tenesme et brûlure à la fin de la miction. Ces douleurs allèrent en augmentant et atteignirent le plus haut degré vers le milieu de mai. La patiente dut s'aliter et garder le lit pendant quatre semaines. L'état général est mauvais, la malade a de la fièvre et des frissons, enfin les urines qui étaient restées longtemps claires, commencent à être fortement mélangées de sang et de pus. Un peu plus tard un calcul vésical fut diagnostiqué à la sonde, on en broya une partie avec le lithotriteur. A la suite de cette séance la malade rendit en urinant un fil de soie de 1 c. 1/2.

Quelques semaines plus tard, la malade m'est amenée. Elle a encore un fragment de calcul qui explique tous les phénomènes dont elle se plaint. Je proposai à la malade qui devait prochainement partir en Amérique, de la chloroformer et de pratiquer la lithotritie en une seule séance. Fermement décidée à ne pas remettre son voyage, la malade refusa de se laisser endormir, car elle savait par expérience qu'après la chloroformisation elle serait pendant plusieurs jours dans un état qui ne lui permettrait pas d'entreprendre un voyage. Alors immédiatement, mais après cocaïnisation préalable, j'enlevai un assez gros fragment de calcul, et dans la miction suivante fut expulsé un fil de soie assez épais. Le lendemain nouvelle séance de lithotritie, je ne trouvai pas de pierre, mais j'éprouvai pourtant une résistance anormale que je ne pus m'expliquer ; je fermai le lithotriteur et voulu le retirer : je constatai alors qu'il était retenu dans la vessie et qu'une traction légère ne pouvait l'extraire.

En tirant plus fortement, mais pourtant avec de grandes précautions, l'instrument dérapa avec un ressaut très net ; entre les mors fermés étaient saisi plusieurs anneaux d'un épais fil de soie, dont la plus grande partie indiquait assez par les nœuds et les boucles qu'on y trouvait, qu'ils avaient été employés comme ligature. Il devint alors facile de comprendre que les fils jetés en ligature sur le pédicule de la tumeur ovarique deux ans avant, avaient déterminé un abcès qui après avoir évolué silencieusement, s'était ouvert dans la vessie et que les fils qu'il contenait y étaient devenus les noyaux de formations calcaires.

Le lendemain je procédai à une nouvelle exploration destinée à reconnaître la présence d'un fragment de calcul, ou d'un morceau de fil s'il en restait encore, mais la recherche la plus minutieuse ne me permit pas de rien constater.

L'examen cystoscopique fut donc décidé et pratiqué le lendemain. Il fit reconnaître du côté gauche de la vessie un fil épais, et dont une extrémité fortement éclairée par la source lumineuse voisine paraît très nettement frangée, l'autre extrémité émerge d'une papille rosée, faisant elle-même saillie au centre d'une excavation assez profonde de la muqueuse. En regardant de plus près, on voit encore sortir de cette papille un fil plus court. Le long morceau de fil projette sur la paroi vésicale une ombre très nette, qui s'y déplace suivant les mouvements imprimés à l'instrument. Sans doute le nœud d'où partent les deux fils est contenu à l'intérieur de la papille qui est elle-même formée de petites granulations inflammatoires ; à sa base on voit encore la cicatrice, maintenant rétractée qui succède à la rupture de l'abcès dans la vessie.

Le lendemain, me basant sur les données que j'avais acquises la veille sur l'orientation du corps étranger, je tentai de l'extraire. Après plusieurs essais infructueux je sentis que à l'instrument fermé était retenu ; par une traction prudente je le retirai, et trouvai entre ses branches un fil long de deux centimètres. C'était le plus long des deux que j'avais constatés la veille, il en restait donc encore un, ce fait fut établi au moyen du cystoscope qui révéla en plus un très léger saignement au point d'arrachement, je me proposai aussi d'extraire le fil plus petit et le nœud qui restaient encore, mais je ne pus continuer l'opération, l'effet de la cocaïne étant très amoindri et la malade très épuisée et très émue.

Je ne doutais pas qu'une nouvelle exploration ne me permit de pratiquer l'extraction de ce même fil. Mais il fut impossible de renouveler l'intervention, par suite du départ irrémissible de la malade. Je lui fis savoir qu'il lui restait un fil de soie dans la vessie, qu'il se développerait sans doute encore un calcul ou deux, et qu'ils pourraient très probablement être extraits ensemble.

En effet, en novembre de la même année, le professeur Gross, de Philadelphie, eut l'obligeance de me faire savoir qu'il avait extrait de la vessie de cette femme une pierre dont les dimensions étaient en millimètres 16, 4 et 6. Ce calcul s'était développé autour d'un fil de soie de 17 millimètres ; celui que j'avais laissé dans la paroi vésicale.

La malade est complètement guérie.

Le cas de Fillenbaum cité aux observations, (n° 45) est particulièrement intéressant, fait remarquer M. Nitze, en ce qu'après avoir été vainement cherché avec l'endoscope de Grünfeld, le corps étranger fut trouvé avec le cystoscope de Nitze.

Observation II (Nicoladini).

Ce cas concerne un jeune homme de 15 ans, qui huit jours avant de venir consulter s'était introduit dans l'urèthre la tête en avant, une épingle à tête. Elle lui échappa et ne reparut plus. Depuis ce temps, il se plaint de douleurs continues et particulièrement vives à la fin de la miction ; l'examen intra-vésical à la sonde exploratrice ne donna aucun résultat. Alors Nicoladini pratiqua l'examen cystoscopique et en décrit ainsi les résultats. « En enfonçant un peu profondément l'instrument, on découvre l'épingle dont le métal brille et qui est fixée sur la paroi antérieure de la vessie, en haut et à droite, près du sommet, enfoncée et ne faisant saillie dans la vessie, la tête comprise, que de deux centimètres, elle est légèrement recourbée, et projette une ombre extrêmement nette sur la paroi vésicale dont la muqueuse est parcourue par d'élégantes ramifications vasculaires. » Taille hypogastrique. Guérison.

On dut remarquer que pas plus dans le cas de Nicoladini, que dans celui de Fillenbaum, le diagnostic du corps étranger n'avait pu être fait d'une façon certaine avant que l'examen cystoscopique eût été pratiqué, car ni la sonde exploratrice, ni le lithotriteur n'avaient donné aucune sensation anormale. Dans l'observation de Nitze, c'est grâce au cystoscope que l'on put affirmer la véritable origine des calculs extraits, et prédire ce qui devait arriver, en même temps qu'il devenait facile par son emploi, d'en supprimer entièrement la cause si le temps n'avait pas manqué.

Monsieur Burckhardt rapporte dans son excellent traité d'endoscopie paru en 1889, un cas qui vient porter à cinq le nombre de ceux où la cystoscopie a été employée jusqu'à cette époque dans le traitement des corps étrangers intra-vésicaux. Nous demandons la permission de le citer.

Observation III (Burckhardt).

Homme de 60 ans. Depuis de longues années, obligé de se sonder pour un rétrécissement blennorrhagique, le jour où il entra à la clinique chirurgicale il laissa glisser par un mouvement maladroit la bougie dans la vessie. Aussitôt violente douleur et rétention d'urine. A l'examen endoscopique pratiqué dix heures après l'accident, on voit avec le cystoscope de Nitze la bougie brillamment éclairée, apparaître en rouge clair, elle traverse le champ optique un peu obliquement de droite à gauche et de haut en bas : sa tête noire, appuyée près de l'orifice interne de l'urèthre, tranche très nettement sur le teint uniformément jaune rouge du bas-fond vésical, sur lequel elle projette son ombre ; sur la muqueuse il est impossible de distinguer de vaisseaux. Quelques petits caillots et flocons nagent dans le liquide.

Au moyen de l'endoscope fenêtré droit de Grünfeld il devient possible, après quelques recherches dans la vessie, de découvrir la bougie, sa direction est restée la même, son éclairage est un peu plus intense qu'avec le cystoscope de Nitze ; et il est toujours facile de voir combien la bougie tranche sur la muqueuse enflammée qui l'entoure. Par suite du contact de l'instrument, la muqueuse se rétracte convulsivement sur la bougie qu'elle recouvre en partie.

La vessie ayant été vidée on introduit l'endoscope ouvert de Grünfeld pour tenter l'extraction sous le contrôle de l'œil. On réussit bien à saisir la bougie, mais pas par son extrémité libre, aussi à chaque fois se replie-t-elle au niveau de l'orifice vésical et par ce fait devient trop volumineuse pour pouvoir être extraite.

On est donc obligé, après avoir très exactement noté sa position, d'introduire l'instrument de Robert-Collin et dès la seconde tentative la bougie ressaisie par l'extrémité est facilement retirée. Elle a une longueur de 30 centimètres, et correspond au numéro 22 de la filière charrière. Suites : légère poussée de néphrite, avec 38,8 de fièvre pendant 2 jours. Guérison.

Nous devons à l'excessive bienveillance de M. le docteur Burckhardt de Bâle deux observations de corps étrangers qui n'ont pas été publiées, nous allons les rapporter telles que l'auteur a bien voulu nous les communiquer.

OBSERVATION IV (BURCKHARDT).

Homme de 70 ans. Atteint d'une hypertrophie très accentuée de la prostate, est pour cette raison obligé depuis 5 ans de pratiquer le cathétérisme. Cystite très intense. La veille de son entrée à l'hôpital, la sonde de Nélaton no 16 dont il se servait, se brise. L'endoscope de Grünfeld permet de reconnaître facilement dans la région prostatique de l'urèthre le fragment de sonde brisé, mais il est impossible, à cause de la fragilité du caoutchouc ni de le saisir avec la pince de Grünfeld, ni de l'extraire à travers l'endoscope. Pendant les tentatives d'extraction le corps étranger passe dans la vessie. Avec le cystoscope on le voit au milieu d'un dépôt de mucus et de pus, reposant sur le bas-fond de la vessie (l'auteur a pris une très belle photographie qu'il a bien voulu nous communiquer, et que nous regrettons de ne pouvoir reproduire). Le lithotriteur introduit, saisit le corps étranger et le brise en deux fragments. La taille hypogastrique est pratiquée, et deux morceaux de sonde représentant ensemble une largeur de 15 centimètres sont retirés. Guérison.

OBSERVATION V (BURCKHARDT).

Homme de 52 ans. Opéré pour un papillome de la paroi latérale gauche, par la cystotomie sus-pubienne avec position de Trendelenburg. Excision elliptique du pédicule, et affrontement par deux sutures au catgut. Réunion par 1re intention. Le cystoscope introduit 140 jours plus tard, pour constater si la cicatrisation était complète, permit de reconnaître émergeant de la base du pédicule, deux fils de catgut pendant librement dans la cavité vésicale, un peu gonflés ; mais sans incrustations. Extirpation. Le patient doit être soumis à d'autres explorations cystoscopiques.

Nous allons examiner maintenant, comment la cystoscopie qui peut déjà rendre tant de services, nous venons de le voir, pour indiquer quel procédé d'extraction doivent faire choisir, la forme, la nature, le volume et la position du corps étranger peut être mise à profit d'une façon plus immédiate encore, par la thérapeutique ; elle devient non plus l'accessoire, mais le principal.

Il semble que cette pratique qui consiste à ne pas se contenter des renseignements précieux certainement, mais toujours un peu incertains pourtant que donne un examen endoscopique précédant la véritable extraction chirurgicale ; cette pratique dis-je, qui consiste à opérer sous le contrôle de la vue, l'extrémité de l'instrument et le corps étranger se trouvant en même temps dans le champ visuel, ait été employée en 1889 à l'hôpital Necker dans le service de M. le professeur Guyon par MM. Tuffier et Janet.

Nous allons rapporter dans quelles circonstances.

OBSERVATION VI. — (TUFFIER et JANET).

Une jeune fille de 18 ans, maîtresse de piano, entre à l'hôpital le 19 octobre pour se faire extraire de la vessie une épingle à cheveux qu'elle y avait laissé pénétrer. Elle prétendait que depuis un mois, éprouvant des difficultés d'uriner elle s'introduisait des épingles dans l'urèthre dans le but de faciliter la miction. Quatre jours avant son entrée, elle aurait pratiqué cette opération non plus avec une seule, mais avec deux épingles à cheveux. Elle put en retirer une, mais l'autre lui échappa et tomba dans la vessie. Il est fort probable que la malade intervertit l'ordre des accidents, et que les troubles de la miction furent non pas la cause, mais bien l'effet de ce malheureux cathétérisme.

Actuellement, la malade se plaint d'envies fréquentes d'uriner. Elle souffre surtout à la fin de la miction, probablement parce que à ce moment la vessie se rétracte sur les pointes de l'épingle. Elle souffre également en marchant. Les urines sont troubles, purulentes et dégagent une forte odeur ammoniacale. La vessie est pourtant assez tolérante et accepte très facilement 150 grammes de liquide.

L'examen cystoscopique est fait le lendemain avec le cystoscope de Nitze, et l'on voit très nettement l'épingle qui projette une ombre sur la paroi inférieure de la vessie et dont les deux pointes sont fixées dans la partic latérale droite, sa direction est oblique de haut en bas et de droite à gauche, les deux branches sont incrustées d'une couche blanche et verruqueuse de phosphates, mais son extrémité arrondie est lisse par suite des frottements incessants qu'elle subit de la part des parois vésicales.

L'extraction est décidée pour le 21 octobre, et l'on fait construire un crochet en acier, à manche mobile ce qui en rend l'asepsie facile. Sa rigidité donne de plus la faculté d'exercer sur le corps étranger une action, non seulement dans l'axe du crochet, mais encore du mouvement de traction latérale dans le cas où une épingle à cheveux par exemple, est fixée dans la paroi.

Ayant enlevé le manche, il devient facile d'engaîner la tige du crochet dans une sonde à bout coupé, qui protège la paroi uréthrale et contre le crochet et contre le corps étranger. Telles furent les idées qui guidèrent ces messieurs dans les indications qu'ils donnèrent pour la fabrication de l'instrument.

Le 24 octobre, la malade étant chloroformée, le cystoscope de Nitze est introduit et l'épingle très facilement reconnue. Puis, entre le tube cystoscopique et la paroi uréthrale, le crochet est glissé doucement ; son extrémité viscérale, entre bientôt dans le champ du prisme, et il devient très aisé de la manœuvrer. La prise de l'épingle faite, l'opération se termina, 1° par le retrait du cystoscope, 2° par e retrait du crochet, qui ramène à l'extérieur l'épingle tordue par a traction,

On pratique à la suite et pendant quelques jours, des lavages vésicaux de nitrate d'argent au 1/500 et la malade sort 2 jours plus tard avec sa cystite très améliorée, mais pas complètement guérie par suite du peu de temps qu'elle veut consacrer au traitement.

Voilà certainement un procédé excellent rapide et sûr ; applicable d'ailleurs non seulement à des corps étrangers flexibles, mais encore au moyen d'une pince peu volumineuse à des corps sphériques ou même allongés et rigides que l'on prendrait suivant leur axe. Mais les auteurs ne pensent pas que ce procédé, si pratique chez la femme, soit jamais appelé à rendre les mêmes services chez l'homme à cause sans doute de la longueur plus grande et des courbures du canal.

Nous croirions au contraire assez volontiers, qu'il y a de l'avenir pour le procédé. On sait que l'urèthre supporte en effet l'introduction des instruments presque droits, et que comme diamètre il peut facilement lorsqu'il est normal être dilaté jusqu'au n° 30 de la filière Charrière.

Or le cystoscope de Nitze correspond comme diamètre au n° 25, il y aurait donc il semble moyen d'introduire sans distension exagérée, une pince aplatie par exemple et suffisamment résistante, très légèrement recourbée, si l'on voulait elle devrait être pourvue d'une partie extérieure mobile se démontant et permettant l'introduction dans une sonde à bout coupé.

Alors le manuel opératoire serait le suivant :

Introduction de la sonde à bout coupé.

Introduction de la pince dans la sonde et dans la vessie.

Extraction de la sonde après avoir dévissé la partie terminale des branches de la pince.

Remontage de la pince et introduction du cystoscope.

Dans ce même ordre d'idée, qui consiste à pratiquer l'extraction sous le contrôle de l'œil, M. le docteur Nitze a fait connaître à la fin de l'année 91 les perfectionnements qu'il a apportés à l'instrumentation. L'instrument qu'il présente le premier est un cystoscope à pinces destinées à extraire les polypes intra viscéraux, se proposant de faire connaître bientôt les modèles répondant aux autres indications qui reposeront sur les mêmes principes.

L'idée originale consiste à réunir en un seul instrument, à introduire par conséquent en une seule fois les deux instruments d'éclairage et de préhension.

Pour cela, le calibre du tube endoscopique à proprement parler devra être un peu réduit. M. Nitze emploie celui qui correspond au n° 23 de la filière Charrière ; tandis que son endoscope ordinaire correspond au n° 25. Le tube est aussi un peu plus long dans le premier. Sur le premier tube portant l'appareil optique, glisse à frottement doux un manchon métallique peu épais. Une de ses extrémités, celle qui pénètre dans la vessie, est munie d'une disposition variable suivant l'intervention que l'on se propose de pratiquer ; l'extrémité externe est pourvue d'un mécanisme destiné à actionner à l'autre extrémité les parties mobiles.

Les branches mobiles, à qui l'on peut donner une forme variable suivant ce que l'on en veut faire, devront être introduites avec l'instrument et devront en épouser parfaitement le contour, comme les ailes d'un oiseau au repos s'adaptent à son corps. Ainsi seront évitées toutes les lésions de la muqueuse.

On conçoit qu'avec un instrument construit sur ces données, mais dont M. Nitze n'a pas encore que je sache fourni le modèle, on puisse reconnaître et saisir un corps étranger, mais il me semble que le temps difficile de l'intervention sera le moment où le corps étranger ayant été saisi on, procèdera à l'extraction, car alors les branches ne pourront plus s'adapter sur l'instrument et un calibre augmenté de celui du corps étranger rendra impossible l'extraction simultanée de l'un et de l'autre.

Il nous semble que le seul moyen d'y remédier serait de construire les deux parties distinctes de l'instrument, l'endoscope et le manchon métallique s'enveloppant de telle façon qu'ayant été introduits ensemble, ils puissent être retirés l'un après l'autre, le cystoscope d'abord, le tube métallique ramenant le corps étranger ensuite, mais pour cela il ne faudrait pas que le manchon fut en métal, et nous pensons qu'on peut facilement trouver une substance qui réalise ces conditions.

II. Opérations par des voies artificielles.

A. **Taille hypogastrique.** — Lorsque par suite de dimensions exagérées, de rigidité ou de consistance particulières du corps étranger, ou bien encore de l'obstruction plus ou moins complète des voies naturelles, on doit songer à se créer une voie artificielle, il vient naturellement à l'esprit de chercher du côté qui offre le moins de distance à parcourir et le moins d'obstacles à surmonter. Il s'imposera donc de tenter l'abord de la vessie par la voie abdominale. La taille hypogastrique très prisée, puis presque complètement abandonnée, redevient aujourd'hui, et les résultats sont là pour prouver que l'on a raison, très en faveur. Cela est dû en grande partie à l'antisepsie, et aussi aux perfectionnements que l'on a apportés dans ce que l'on pourrait appeler les détails de l'intervention chirurgicale, suture, drainage par exemple. Le professeur Guyon la considère comme la méthode de choix lorsqu'on est obligé de se créer une voie artificielle et nous allons l'exposer telle qu'il la pratique.

Il nous semble que pour plus de netteté on peut grouper les divers temps de l'intervention sous trois chefs principaux.

1⁰ Période préparatoire — Chloroformisation. Antisepsie de la région. Lavage et réplétion de la vessie. Réplétion du rectum.

2⁰ Période opératoire proprement dite — Incision des téguments. Refoulement du péritoine. Incision de la vessie. Fixation de ses parois. Extirpation.

3° Période post-opératoire — Suture de la vessie. Suture des parois abdominales. Drainage.

Pourquoi la taille hypogastrique avait-elle été abandonnée ? c'est que l'infection primitive ou secondaire du péritoine avait donné de déplorables résultats. Aujourd'hui l'incision n'a généralement pas lieu et si par malheur elle est faite, elle n'a pas, grâce à l'antisepsie, de graves conséquences ; le drainage préserve des infections secondaires et infiltrations d'urine.

Le malade est endormi après avoir été purgé la veille, et avoir le matin même pris un lavement. Ses parties génitales sont rasées, lavées au sublimé ainsi que la région opératoire qui de plus est frottée à l'éther, qui débarrasse de toutes les impuretés organiques. Une grande compresse antiseptique tiède recouvre tout l'abdomen. Elle sera fendue sur une longueur qui devra donner juste le jour suffisant pour l'opération. Et alors on procède au premier temps. Une sonde est introduite dans la vessie, l'urine évacuée et remplacée un certain nombre de fois par de l'eau boriquée tiède, ou du nitrate d'argent au millième, si l'on a affaire à une vessie infectée. Quand le liquide sort parfaitement clair on injecte une quantité suffisante pour distendre le réservoir urinaire. Le chirurgien devra lui-même exécuter cette injection car la résistance que lui fournit le piston de la seringue lui donnera la notion la plus exacte du moment où il doit s'arrêter, pour ne point s'exposer à produire une rupture de la vessie avec ses terribles conséquences. La sonde est alors retirée et si la vessie est par trop intolérante, on pourra avec un large lien faire une compression circulaire de la verge.

Par le fait de la distension vésicale, le cul-de-sac antérieur du péritoine a remonté sur la face antérieure de la vessie, d'une quantité plus ou moins considérable, mais qui n'est pas proportionnelle à la quantité de liquide injecté. Tandis que 150 ou 200 grammes n'agissent que d'une façon peu sensible, 400 et 500 élèvent très bien de deux et trois centimètres le cul-de-sac pré-vésical, mais cette quantité ne donne pas encore un jour suffisant pour que la blessure de cette séreuse soit à peu près improbable ; aussi a-t-on recours à un procédé que Pétersen recommande pour mettre le chirurgien à l'abri de cet accident opératoire. Le ballon qui porte son nom, est en caoutchouc à parois résistantes, un peu allongé de forme. L'ayant plié en soufflet, de façon qu'il soit réduit au plus petit volume possible, on l'introduit dans le rectum, après l'avoir soigneusement enduit de vaseline, on le porte à une hauteur de 5 à 10 centimètres, puis une quantité d'eau est injectée qui peut varier de 300 à 450 grammes. M. le professeur Guyon considère comme très suffisante la distension produite par 350 grammes de liquide. Tout dernièrement on a proposé en Allemagne de remplacer l'injection intra-vésicale d'une solution antiseptique par de l'air préalablement stérilisé par son passage sur de l'ouate. Il ne nous a point été permis de constater par nous-même si l'opération était simplifiée par cette pratique, mais il semble à première vue qu'elle répond à une indication importante, celle qui consiste à ne pas apporter d'impuretés sur les parois de la plaie, ni dans la cavité abdominale, et il semble juste de penser que le liquide antiseptique et l'air, dans les mêmes conditions étant tous deux personnellement inoffensifs, le second soit moins apte que le premier à transporter hors de la vessie et à diffuser tous les germes que peut contenir une vessie malade.

Nous voici arrivé à la période opératoire proprement dite.

Le chirurgien pratique alors, sur la ligne médiane, une incision, qui est en général de huit à dix centimètres, variable du reste suivant que la paroi abdominale est plus ou moins chargée de graisse, et qui descend inférieurement jusqu'à deux centimètres au-dessus du pubis. L'instrument de diérèse sera le bistouri et non pas le thermocautère comme l'ont préconisé certains chirurgiens. Cette complication n'étant pas autorisée par la possibilité d'une hémorrhagie de quelque importance, et les parois n'ayant pas grand chose à craindre du contact du liquide si toutes les précautions ont été bien prises.

La ligne blanche étant maintenant suivie, on ouvre l'interstice des muscles droits et l'on tombe sur le fascia

transversalis qui est ouvert en dedolant, et dans la partie
inférieure de la plaie. Le doigt, recourbé en crochet, est
introduit à travers cette boutonnière pour refouler à la
partie supérieure de la plaie, non seulement le péritoine,
mais encore la graisse sous-péritonéale quelquefois très
abondante. La vessie qui est alors à découvert, apparaît,
blanchâtre, sillonnée de grosses veines et présentant au
doigt une résistance variable suivant sa distension. Monsieur le professeur Guyon recommande alors de toucher à
la solution phéniquée forte tout le champ opératoire ; c'est
un merveilleux moyen d'hémostase, en même temps qu'une
bonne précaution antiseptique. Ce n'est qu'après cette
manœuvre que l'on procède à l'incision de la vessie.

L'ouverture se fait par ponction au moyen du bistouri ;
le pourtour de la plaie ayant été soigneusement bourré de
compresses antiseptiques, destinées à empêcher l'irrup-
tion du liquide dans la cavité pelvienne et la contamina-
tion des parois. A ce moment, un aide retire la sonde
et le ballon de Petersen. Puis, l'ouverture étant agrandie,
deux fils de soie sont passés dans chacune des parois, fils
destinés à être confiés aux aides qui peuvent maintenir
les parois écartées dans tel sens qu'il sera nécessaire. Par
ce moyen, qui sera complété s'il est nécessaire par la position déclive de Trendelenburg et au besoin par l'emploi
d'une lampe électrique ; le chirurgien pourra avoir par la
vue et le toucher des notions complètes et précises sur
toute l'étendue du réservoir vésical.

Dans les cas qui nous occupent ici, le corps étranger
est extrait avec une pince, ou des tenettes, et le plus
simplement du monde tant qu'il n'y a pas de complication
comme l'enchatonnement du calcul, ou la perforation de
la vessie.

Le résultat est obtenu, mais l'intervention n'est pas terminée pourtant ; c'est ici même alors que le chirurgien devra montrer le plus d'initiative, et varier suivant les circonstances sa manière d'agir.

Il faut traiter cette plaie que l'on vient de créer. Comment convient-il de le faire ? Les avis sont très partagés. Laissez la plaie vésicale se refermer d'elle-même disent les uns, gardez-vous en bien et faites la suture affirment d'autres, et parmi ces derniers, les uns sont partisans de la suture complète, immédiate ; d'autres d'une suture partielle que d'aucuns préconisent comme devant porter à une extrémité seulement de la plaie, d'autres pratiquent la réunion au niveau des deux angles. Enfin sur le fait de placer une sonde à demeure, de drainer la cavité pré-vésicale, de pratiquer le cathétérisme répété, autant de points sur lesquels l'accord est loin d'être établi. Voyons quelle est la pratique qu'il convient d'adopter, et quel est sur ce sujet l'avis de M. le professeur Guyon.

La suture, immédiate et complète, est possible et peut donner des résultats avantageux, c'est même sur les succès qu'ils ont ainsi obtenus que MM. Tuffier et Albarran, se basent pour en recommander la pratique. Ce dernier auteur surtout en paraît un partisan déterminé, et dans un travail paru en 1891, dans les Annales des organes génito-urinaires, il rapporte plusieurs cas de réunion complète sans incidents chez des malades atteints de néoplasmes vésicaux ; aussi ne croit-il pas que le mauvais état de la vessie soit une grosse contre-indication. La crainte de l'infiltration d'urine et l'audace qu'il paraissait y avoir à fermer une cavité en suppuration, avaient jusqu'à présent fait bien souvent reculer le chirurgien devant une pareille pratique. Et l'avis de M. Guyon est que la suture partielle et le drainage conviennent encore le mieux dans la très grande majorité des cas.

Le savant professeur se basant sur ce fait, sur lequel bien souvent il appelle l'attention de ses élèves, de la tendance remarquable qu'ont les tissus à se réparer au contact de l'urine, ne croit pas que la suture complète abrège de beaucoup la durée du traitement, et il cite des cas de sa pratique où la réunion complète est obtenue en 11 ou 14 jours. La solidité de la cicatrice est peut-être le point le plus faible de cette pratique, qui consiste à ne suturer que partiellement la plaie ; pourtant M. Guyon assure que par sa technique il n'a jamais constaté que des cicatrices irréprochables au point de vue de leur aspect et de leur solidité.

Voici quelle est sa technique.

Il fait la suture partielle de la vessie et ne se contente pas de la faire dans la partie supérieure de la plaie comme le docteur Guiard le premier l'employa, mais il fait la suture au-dessus et au-dessous des drains, insistant sur ce point que la suture de la paroi inférieure doit fermer un bon tiers de la vessie, car c'est à ce niveau que la cicatrisation s'obtiendrait le plus difficilement.

Il emploie du catgut n° 1, et passe un fil au niveau du point où doivent porter les tubes ; ce fil n'est pas noué immédiatement, mais confié à un aide qui s'en sert pour tendre la partie inférieure de la paroi vésicale. L'aiguille, enfoncée à quelques millimètres en dehors de la section vésicale, ressort immédiatement au-dessus de la muqueuse, ce qui fait que le fil ne passe pas dans la vessie, pratique que n'imitent pas certains chirurgiens, et dont la non observance est peut-être une des causes des nombreux fils de catgut étant tombés dans la vessie, que l'on a observés dans ces derniers temps, le dernier fil dépasse un peu l'extrémité inférieure de l'incision vésicale.

A ce moment les tubes en siphon sont placés de façon à venir bien affleurer le bas-fond de la vessie dont ils doivent assurer le drainage, ils sont fixés à la paroi abdominale, puis on continue la suture de la vessie dans la partie supérieure de la plaie. Et dans cette partie seulement de la plaie, M. Guyon pratique la suture à étage, de la paroi abdominale, suture au crin de Florence, dont l'étage profond porte sur les muscles et l'aponévrose, de l'étage superficiel sur les téguments et l'aponévrose.

Puis les tubes ayant été essayés, la plaie lavée à l'eau phéniquée forte, on fait le pansement qui consiste à appliquer des bandelettes de gaze iodoformée sur la ligne de réunion et autour des tubes, à placer par dessus du coton hydrophyle, et de chaque côté de la plaie deux rouleaux d'ouate un peu serrés destinés à assurer l'affrontement très hermétique des lèvres de l'incision, lorsqu'ils seront comprimés par le bandage de corps qui doit recouvrir le tout et être assez serré.

Voilà qui pourrait suffire puisque M. Guyon n'a jamais constaté dans sa pratique qu'un cas d'infiltration d'urine consécutif à cette intervention, mais comme deux sûretés valent mieux qu'une, il s'impose aujourd'hui de laisser dans la vessie une sonde à demeure destinée à en assurer le drainage dans les cas où les tubes viendraient à se boucher. La sonde récemment inventée par M. Pezzer essayée dans le service, a donné de bons résultats.

Le lavage de la vessie sera pratiqué dans les jours qui suivent, au moyen des tubes siphons, qui peuvent être enlevés vers le cinquième ou sixième jour, la suture à demeure étant toujours conservée.

Les points de suture sont enlevés vers le huitième jour.

Nous venons d'étudier la voie et les moyens par lesquels on pénètre dans la vessie, dans la grande majorité des cas, lorsqu'on a résolu d'en pratiquer l'ouverture. Deux autres chemins peuvent nous permettre d'arriver sur cet organe. L'un au niveau de son bas-fond, au moyen des tailles vaginale chez la femme, rectale chez l'homme, l'autre au niveau du col vésical, grâce aux tailles uréthrales chez la femme, périnéales chez l'homme.

Nous n'entreprendrons pas de nous étendre sur les multiples procédés qui existent pour chacune de ces méthodes, pour plusieurs raisons; d'abord parce que cela nous entraînerait trop loin, puis parce que la plupart de ces procédés sont désormais jugés et doivent céder le pas à la taille hypogastrique que nous avons étudiée. La cystotomie vaginale et dans certains cas, très rares, la taille périnéale, nous paraissent seules devoir être retenues.

B. **Taille vaginale**. — Si nous nous reportons au relevé que nous avons établi dans cette thèse des observations nouvelles, nous voyons que la taille vaginale a été pratiquée un nombre de fois encore assez notable, et cela se conçoit, car bien souvent par le vagin on sent vraiment au bout du doigt, le corps étranger dont on veut pratiquer l'extraction. D'autre part, la crainte des fistules persistantes qui avait fait rejeter l'opération d'une façon absolue, à certains chirurgiens, a certainement été exagérée, comme le proclame à chaque instant M. le Professeur Guyon et comme bien souvent nous avons pu nous en rendre compte dans son service où plusieurs fois on a été obligé, après des opérations de cette sorte pratiquées pour cystites douloureuses de mettre un tube de caoutchouc pour que la vessie ne se refermât pas trop rapidement.

Deux procédés ont été préconisés. Celui de l'incision médiane, celui de l'incision latérale.

L'incision médiane est certainement la méthode de choix car elle présente sur l'autre les deux avantages inappréciables de ne pas exposer aux lésions des uretères, ni à la section des gros vaisseaux qui rampent sur les parois latérales du vagin.

La malade est placée dans le décubitus dorsal, le siège relevé par un coussin, et les genoux repliés sur le ventre.

Un cathéter cannelé et recourbé est introduit dans la vessie, et solidement fixé par un aide. On perfore la paroi vagino-vésicale avec la pointe d'une des branches de ciseaux introduite dans le vagin, puis on sectionne la paroi d'avant en arrière toujours conduit par le cathéter ; ainsi est établi le parallélisme de la plaie vésicale et de la plaie vaginale qu'il est autrement difficile d'obtenir par suite de la laxité du tissu cellulaire qui les sépare ; le corps étranger est saisi et extirpé avec des tenettes. Une sonde à demeure est fixée dans la vessie.

On pratique le tamponnement du vagin à la gaze iodoformée et il est bien rare que la plaie ne se referme pas rapidement.

C. **Taille périnéale.** — La taille périnéale tend de plus en plus à être remplacée par la taille hypogastrique, et nous n'avons guère que deux observations où elle ait été pratiquée. Elle répond surtout à cette indication de vouloir atteindre la région du col vésical. Or, comme nous l'avons vu plus haut, la cystotomie sus-pubienne nous permet d'avoir une notion aussi exacte du col que des autres par-

ties de la vessie. De plus les inconvénients de la taille
périnéale sont nombreux. D'abord la difficulté opératoire
est grande, ensuite le résultat est souvent médiocre, car
on ne peut explorer qu'une portion très limitée de la vessie,
et souvent avec grand peine si les tissus sont un peu
abondants. Les hémorrhagies assez fréquentes et en tous
cas beaucoup plus abondantes que pour la taille hypogastrique, la blessure possible des canaux éjaculateurs, ou du
rectum comme accidents immédiats; des fistules si souvent
persistantes, les infiltrations urineuses ou incontinences
d'urines comme accidents consécutifs, nous font penser
que cette voie si difficile à parcourir, est destinée à être
de plus en plus délaissée et remplacée par la voie
hypogastrique, que l'antisepsie et une instrumentation.
plus perfectionnée nous doivent actuellement faire pré-
férer comme conduisant à un succès presque certain.

RÉSUMÉ

Un des enseignements les plus importants à tirer de ce travail, malheureusement bien imparfait et bien incomplet, c'est de pouvoir nous faire une idée de la fréquence relative, suivant laquelle chacun des procédés que nous avons décrits a été employé à la thérapeutique des cas que nous avons relevés. Nous voyons que sur 48 fois où l'auteur signale le genre d'intervention mis en usage on trouve que l'on a employé :

La préhension
{ avec des pinces, 7 fois
{ avec le lithotriteur, 4 fois

{ et que sur ces 11 cas la dilatation préalable a été pratiquée 7 fois.

La lithotritie simple 7, fois
{ Combinée avec la dilatation, 3 cas.
{ Avec la cystoscopie 7 cas.
{ Terminée par l'expulsion spontanée du corps étranger, 1 fois.

Duplication combinée avec la dilatation préalable 2 fois.
Redressement, 3 cas.

Tailles
{ Hypogastrique, 6 fois.
{ Vaginale, 4 fois.
{ Périnéale, 4 fois.

OBSERVATIONS

Obs. VII. (Reverdin. *Revue médicale de la Suisse romande*, 1888).

Une femme de 42 ans vient consulter, prétendant qu'elle doit avoir quelque chose dans la vessie.

Le toucher vaginal fait sentir en effet dans la vessie une zone de résistance à la pression. Les urines sont légèrement ammoniacales. Une pince conduite par l'urèthre, arrive jusque sur le corps étranger, gle saisit, et grâce à un doigt qui introduit dans le vagin détermine le parallélisme de l'épingle et de l'urèthre, on opère l'extraction.

Lavages vésicaux. Suites simples.

Obs. VIII. — (Reverdin. *Revue médicale de la Suisse romande*, 1888).

Une jeune fille de 17 ans avoue avoir égaré dans sa vessie 2 épingles à cheveux, plus quatre aiguilles à coudre ordinaires.

Lorsqu'elle se présente à l'examen, elle éprouve de violentes douleurs, et des besoins très souvent répétés d'uriner : il y a même souvent une incontinence plus ou moins incomplète. Les urines sont extrêmement ammoniacales, et irritent fortement la vulve. L'état général est mauvais, la malade a perdu l'appétit, et par suite maigrit, elle a de la fièvre, et la langue est fuligineuse.

Après avoir dilaté rapidement l'urèthre on procéda à la lithotritie qui fut facile, et à l'extraction avec une pince à polypes des deux épingles tordues ; quant aux aiguilles il fut impossible de les retrouver elles avaient filé à travers les tissus.

Il y eut une hémorrhagie assez abondante, mais qui cessa promptement, on fit de grands lavages boriqués. La fièvre ne tarda pas à disparaître, l'appétit revint et l'incontinence cessa progressivement. Le calcul qui s'était développé autour du corps étranger avait été mesuré au lithotriteur et comptait 6 centimètres dans son plus grand sens.

OBS. IX. — (BEGOUIN. *Journal de médecine de Bordeaux*, 1888).

Une fillette de huit ans, s'est trois semaines avant son entrée, introduit dans l'urèthre une épingle à cheveux. Au moment où elle rentre à l'hôpital elle n'a pas uriné depuis 24 heures, sa vessie est excessivement distendue. On la sonde et l'on peut ainsi percevoir la présence d'un corps étranger métallique. Le lendemain il faut recommencer le sondage. Il n'y a pas de douleurs, pas de gêne pendant la marche. Après trois séances de dilatation progressive de l'urèthre ; on fait l'injection vésicale d'un peu d'eau boriquée tiède, et l'on introduit le plicateur de Courty. L'épingle fut accrochée du premier coup et entraînée facilement. Elle était recouverte d'une très légère couche de dépôts phosphatiques.

Le lendemain la malade n'a pas de fièvre, et urine seule. Guérison.

OBS. X. — (DESMONS. *Journal de médecine de Bordeaux*, 1883-84).

Un homme de 50 ans arrive à l'hôpital en racontant une histoire extraordinaire. Un jour, en tombant de ses échasses, un brin de paille lui serait entré dans le canal.

Au moment actuel il se plaint de douleurs pendant la miction qui est fréquente ; l'état général est atteint, car le malade reconnaît avoir considérablement maigri.

Une pince de Hunter glissée dans la vessie, ramena avec des fragments de calcul des débris d'une tige de graminée. Mais on ne put procéder à une intervention plus sérieuse car à ce moment le malade fut atteint de pleurésie purulente. Il en mourut, et à l'autopsie, on trouva : Une vessie épaissie, présentant de petites cavités purulentes dans ses parois, de l'intérieur on retire une tige de graminée, longue de douze centimètres, mais légèrement repliée sur elle-même, elle est recouverte d'une couche calcaire qui en certains points, forme des nodosités.

- 61 -

Obs. XI. — (Desmons. *Journal de médecine de Bordeaux*, 1883-84).

Le sujet de la présente observation, est une femme de 30 ans, qui cinq mois avant s'introduisit dans l'urèthre un étui à aiguilles.

La malade dont l'état commande une intervention aussi prompte que possible, se refuse nettement à toute opération, taille ou même dilatation uréthrale. On essaye alors de l'extraction pure et simple, par l'urèthre ; mais dans ces tentatives la muqueuse uréthrale fut déchirée et arrachée. Consécutivement survint un phlegmon péri-vésical, qui se propagea plus tard à la fosse iliaque droite, et pour lequel on fit l'incision et le drainage.

La malade fut alors atteinte d'une coxalgie qui nécessita pendant plusieurs mois le repos dans une gouttière de Bonnet.

Ce fut alors seulement que la malade ayant été chloroformisée, on procéda à l'extraction du corps étranger, qui eut lieu en plusieurs morceaux, recouverts d'incrustations calcaires. Le diamètre du corps étranger était 2 centimètres et demi. Guérison.

Obs. XI. — (Bureau. *An. gén. Urin.* 1889.)

Le nommé X. jardinier, âgé de 26 ans, s'introduit dans l'urèthre le 25 août 87 un tube de verre long de 7 centimètres, de ceux dont on se sert dans son métier pour protéger contre la pluie les étiquettes des jeunes arbres, de la grosseur d'un crayon ordinaire, ce tube est arrondi à une de ses extrémités, et fermé à l'autre au moyen d'un bouchon de liège.

Pendant les 15 premiers jours le malade éprouve pendant la marche des sensations anormales, qui sont plutôt de la gêne que des véritables douleurs, c'est une sensation de plénitude, de pesanteur, et il ui semble que l'extrémité du tube vient peser sur la région péri-néale.

Mais au bout de 15 jours les phénomènes disparaissent et le sujet n'éprouve plus rien d'extraordinaire pendant sept mois. Alors apparaissent des phénomènes de cystite. Les mictions sont douloureuses, suivies d'une sensation de brûlure dans le canal. On est alors au mois de mars 1888, à cette époque on tente l'extraction du corps étranger avec une pince, mais sans succès. A la suite de ces manœuvres, il y eût une légère hématurie, et depuis les mictions se terminent souvent par l'émission de quelques gouttes de sang. Il arrive aussi souvent pendant la miction que le jet d'urine s'arrête brusquement, pour reprendre sous l'influence du moindre changement de position. Le mouvement, la marche, provoquent des douleurs périnéales.

Quand il entre à l'hôpital Necker ; on contate :

Que ses reins ne paraissent pas être lésés, que le canal du l'uréthre est également en bon état.

L'explorateur à boule olivaire fait sentir le corps étranger. A la suite de cette intervention, qui fut pourtant antiseptique, il y eut une légère hématurie, et une cystite assez intense.

La température monta à 38, 5.

M. Guyon décide alors d'intervenir malgré la fièvre, et pratique la taille hypogastrique. Le corps étranger fut trouvé appuyé contre le col dans sa partie moyenne, et transversalement placé dans la cavité vésicale. Il fut extrait avec des pinces.

Le lendemain la température tombe, la douleur disparaît, les urines son moins troubles. et la guérison va en s'accentuant rapidement.

Obs. XIII. — (Poncet. Lyon médical. 1887).

Une femme entre à l'hôpital à cause des douleurs que lui cause une épingle à tête qu'elle avait laissé glisser de l'uréthre dans la vessie.

Après avoir pratiqué la dilatation progressive, on sent l'épingle couchée sur la paroi antérieure et complètement immobilisée. Les essais que l'on fait pour la dégager soit avec l'index, soit avec le pouce, sont infructueux.

La dilatation progressive du canal, est alors poussée plus loin, et par cette voie on introduit dans la vessie un petit ténotome boutonné. La vessie étant immobilisée extérieurement par la main d'un aide, et intérieurement par la pointe de l'index recourbée en crochet, fut sectionnée tandis que des mouvements de latéralité étaient imprimés à l'aiguille. Bientôt elle est dégagée, tombe dans la vessie et est extraite avec une pince hémostatique. Guérison.

Obs. XIV. — (Chevallier. *An. Génit. Urin.* 1890).

Un homme de 68 ans, prostatique et porteur d'un rétrécissement, est obligé depuis de longues années de se sonder chaque jour. Mais il arriva qu'une sonde de mauvaise qualité, se brisa un jour pendant cette opération, et 20 centimètres en restèrent dans la vessie. Lorsque cet homme, trois jours plus tard, se présente à la consultation de l'hôpital ; il n'a ni douleurs, ni phénomènes généraux. Comme il est actuellement impossible, à cause du rétrécissement, de faire pénétrer le lithrotriteur, M. Guyon met une sonde à demeure, destinée à dilater le canal, et qui reste en place pendant trois jours. On fait alors une seconde tentative, et huit jours plus tard une troisième d'introduction du lithotriteur, la sonde à demeure étant toujours conservée dans l'intervalle ; mais ces essais sont infructueux.

On est alors obligé d'intervenir par la taille hypogastrique qui est pratiquée sans accidents. On trouve la sonde repliée trois fois sur elle-même. Le plus long segment de huit centimètres est situé au-dessous du col, les deux autres, sont superposés. Les uns et les autres sont recouverts d'incrustations phosphatiques.

Obs. XV. — (Chevallier. *An. Génit. Urin.* 1890.)

Chez un rétréci la bougie conductrice se brise pendant les manœuvres d'uréthrotomie. On place une sonde à demeure qui reste trois jours, et l'on essaye ensuite d'introduire un lithotriteur. Comme cela est impossible, on commence la dilatation lente avec les bougies Béniqué. Sous l'influence de cette intervention, le malade qui était antérieurement atteint de cystite, a une petite poussée de son mal ; les besoins d'uriner deviennent fréquents, mais non douloureux, enfin il n'y a pas de phénomènes généraux.

Lorsque le canal est assez dilaté, on introduit le lithotriteur à mors plats, qui saisit immédiatement le corps, et le ramène sans difficulté.

Il n'y a pas d'hématurie, pas de fièvre. Guérison rapide.

Obs. XVI. — (Chevallier. *An. Génit. Urin.* 1890).

Un homme de 33 ans, s'introduit dans l'urèthre dans un but inavouable un tube de biberon en caoutchouc, long de 20 centimètres. Ce tube lui échappe et tombe dans la vessie.

Peu après, les mictions deviennent fréquentes, bien que peu douloureuses, les urines sont légèrement troubles.

Au moyen du lithotriteur le tube est immédiatement saisi par le milieu, et ramené, ployé en deux. Il ne présente pas à sa surface de concrétions calcaires. Suites simples.

Obs. XVII. — (Pamard. *Mémoires de la Société de chirurgie*, 1890).

Il y a un an, le sujet de cette observation, une femme de 32 ans, s'introduisit par l'urèthre un crayon de 14 centimètres de long. Pendant une semaine il y eut à l'égard du corps étranger tolérance complète de la vessie; mais ce temps passé, la malade commence à éprouver des douleurs dans le bas-ventre et dans la région lombaire, six mois après l'accident survint une incontinence absolue des urines (on verra tout à l'heure, que ce n'était qu'une fausse incontinence.) Les grandes lèvres étant écartées, on aperçoit une masse ovoïde, grenue, blanchâtre, refoulant au devant d'elle l'hymen intact, et faisant saillie dans le vagin. C'est un calcul phosphatique enrobant le corps étranger.

Avec une pince, il fut facile, après section préalable de l'hymen d'extraire le calcul qui avait plus de 6 centimètre de hauteur et 4 d'épaisseur.

On constata alors la présence d'une large fistule vésico-vaginale. La paroi antérieure était entièrement détruite sur son côté gauche. Le doigt pénétre dans la vessie, et peut très nettement sentir la partie postérieure du trigone et l'embouchure des uretères. Dans la cavité vésicale on trouve une perte de substance en haut en arrière et à droite, un peu arrondie, et où l'on peut faire pénétrer la tige de l'hystéromètre sur une longueur de 7 centimètres. A l'autopsie, on put quelque temps après vérifier qu'il y avait bien une perforation de la cavité vésicale correspondant à la partie du crayon qui n'était pas incrustée, qui avait pénétré entre l'intestin grêle et le péritoine et par une inflammation chronique s'étant formée une véritable gaine.

La malade était morte quelques jours après l'extraction du calcul de tuberculose.

Obs. XVIII. — (Bazy. *An. Génit. Urin.* 1891).

Pendant que M. le docteur Bazy faisait un remplacement à l'hôpital St Louis, une vieille femme de 65 ans entre dans son service, se plaignant d'éprouver depuis six mois des besoins fréquents d'uriner, et quelquefois si impérieux que la malade ne peut éviter de mouiller ses vêtements. Les urines sont ammoniacales. Plusieurs fois, au dire de la malade, la miction aurait été terminée par l'expulsion de quelques gouttes de sang.

La sonde en gomme révèle la présence d'un calcul.

La malade n'ayant rien appris sur les origines de son mal, et en présence des signes fournis par le calcul, on se décide pour la lithotritie. La masse phosphatique est facilement broyée, mais bientôt l'opérateur s'aperçoit que son instrument s'ouvre avec peine, les mors semblent être légèrement adhérents ; il le retire alors et constate à sa grande surprise qu'un peloton de fil s'était entortillé autour des branches du lithotriteur.

Circonstance qu'il faut noter en passant, car elle montre quelle confiance il faut avoir en pareil cas dans les dénégations du sujet ; la malade mis en présence de la pièce à conviction affecta la plus grande surprise et elle n'hésita pas à nier l'évidence. Les douleurs disparurent promptement. L'incontinence persiste un peu plus longtemps mais cède bientôt aussi, à quelques séances d'électrisation.

Obs. XIX. — (Bazy. *An. Génit. Urin.* 1891).

Un homme de 40 ans, ayant dit-il des difficultés pour uriner, aurait cru que rien ne pouvait lui servir plus utilement pour se sonder qu'un organe servant à la miction, et il se serait introduit dans le canal une verge de porc de 30 centimètres de longueur, qui lui échappa, et tomba dans la vessie. Peu de temps après, les mictions deviennent fréquentes, s'accompagnent de douleurs, et sont parfois même, totalement impossibles. En même temps les urines sont fortement ammoniacales. La vessie est très sensible au contact et à la distension.

N'insistant point sur l'étrangeté de cette thérapeutique, ni sur ce qu'il en pensait, M. Bazy injecta dans la vessie, après lavages répétés, 160 grammes d'eau boriquée, puis introduisit le lithotriteur de Collin pour corps souples. Le corps étranger fut aisément trouvé, saisi et retiré jusqu'à la partie moyenne de la verge. Mais arrivé à ce point, l'instrument dérape, et le corps reste dans la verge. Avec une pince de Hunter l'extraction se fit sans difficultés.

Dès le lendemain la miction redevient facile, et l'urine reprend sa limpidité. Guérison.

OBS. XX. — (BAZY. *An. Génit. Urin.* 1891).

Une femme de 30 ans vient à la consultation, et avoue très franchement avoir la veille laissé glisser de l'urèthre dans sa vessie un crochet à dentelle, long de 9 centimètres et demi, détourné de sa véritable destination. Depuis lors la malade éprouve de violentes douleurs dans la région hypogastrique et se plaint d'un peu de ténesme vésical.

Le corps est facilement senti avec la sonde exploratrice. Mais avec une pince ordinaire bien qu'on puisse le saisir, il est impossible de le ramener dans l'axe de l'urèthre et par suite de l'extraire. Avec le redresseur de Collin, cette manœuvre s'exécute aisément, et le corps s'engage dans l'urèthre ; mais craignant, si le crochet proprement dit était dirigé la pointe en dehors, d'accrocher et de blesser au passage la muqueuse uréthrale, monsieur Bazy saisit avec une pince et suivant l'axe du corps étranger, l'extrémité engagée dans l'urèthre et le corps étranger suivit tout entier sans difficultés.

Suites aussi simples que possible.

OBS. XXI. (BAZY. *An. Génit. Uri.* 1891).

A la suite de manœuvres inavouables, une jeune fille de 20 ans vint consulter, se plaignant de besoins d'uriner fréquents et très douloureux. Les urines sont fortement ammoniacales, et l'état général est atteint. La malade a très sensiblement maigrie, elle a de la fièvre.

Le toucher vaginal fait sentir une petite tumeur située dans le voisinage du col, qui fait songer à un calcul. L'examen fait avec la sonde métallique confirme ces vues.

L'intervention fut pratiquée de la façon suivante. Une pince à anneaux est conduite à travers l'urèthre jusque dans la cavité vésicale. Le calcul très friable s'écrase sous sa pression, et bientôt il reste une partie centrale qui résiste, et qui après plusieurs prises infructueuses est enfin amenée au dehors ; c'était un crayon encore recouvert de petites incrustations.

Lavages boriqués. Guérison.

Obs. XXII. (Desnos. *Union médicale*, 1890).

C'est pour faciliter la miction qu'elle pensait, prétend-elle, gênée par un calcul, que le sujet de la présente observation, une femme de 34 ans introduisit dans son urèthre une épingle à cheveux qui lui échappa et tomba dans la vessie.

Pendant le premier mois aucun phénomène de réaction ne se produisit du côté de la vessie ; mais alors les symptômes de cystite se montrent progressivement. Les mictions deviennent si fréquentes que la malade est obligée d'uriner tous les 20 minutes ; elles s'accompagnent de douleurs, se faisant aussi sentir pendant la marche. Les urines sont troubles. Quelquefois il y a une incontinence passagère. Jamais le sujet n'aurait remarqué d'hématurie. Il y a 6 mois de de l'accident lorsque la malade vint consulter.

Par le toucher combiné on sent une masse vésicale volumineuse, l'exploration à la sonde métallique ne laisse aucun doute sur la présence d'un calcul. Les reins sont normaux.

On pratique la dilatation uréthrale rapide ; mais la masse calculeuse étant immobilisée on brise le calcul et avec des tenettes, on déblaie une assez grande quantité de débris. On sent maintenant l'épingle qui est encore entourée d'une masse assez volumineuse : comme elle résiste à toutes les tractions. On se résout à pratiquer la taille vésico-vaginale, on broie avec le lithotriteur les derniers fragments du calcul et l'on constate que la partie libre de l'épingle est constituée par les pointes.

Alors, avec une pince porte-aiguille, et en imprimant à l'épingle un mouvement de bascule on parvient à la dégager de la paroi.

La suture partielle seulement de l'incision est pratiquée, en même temps que l'on a soin de placer une sonde à demeure.

La guérison s'opère rapidement, et au bout de 10 jours, la fistule est oblitérée.

Obs. XXIII. (Desnos. *Union médicale*, 1890).

C'est pour « calmer une démangeaison » qu'une jeune fille de 18 ans, s'introduit dans la vessie non plus une seule, mais bien quatre épingles à cheveux. Elle réussit bien, car pendant huit jours à part un peu de fréquence des mictions, et de très légères douleurs elle n'a à se plaindre de rien ; ces symptômes insignifiants disparurent même, et pendant plus de deux mois elle jouit d'un calme absolu, les urines restent claires, et la marche et la voiture sont bien supportées. Mais dans le cours du 3e mois, les douleurs, les besoins d'uriner souvent, le trouble des urines, et une sensation pénible pendant la marche commencent à apparaître puis, bientôt, ces phénomènes s'aggravent encore, miction toutes les 10 minutes, les urines sont franchement ammoniacales, tout mouvement cause de la douleur. L'état général est atteint car il y a un dépérissement notable, pourtant pas de fièvre. Il n'y a rien aux reins, et les uretères ne paraissent pas douloureux. La vulve est tuméfiée, le méat rouge et irrité.

La sonde exploratrice, dont l'introduction est douloureuse, donne aussitôt un choc et, comme le toucher combiné révèle une tumeur vésicale, le diagnostic est assez solidement établi ; il y a calcul.

L'intervention que crut devoir adopter M. le docteur Desnos, fut la taille vésico-vaginale. Quelques artérioles furent coupées venant de la paroi vésicale épaissie au point de mesurer jusqu'à 10 et même 15 milimètres, elles donnent un peu, mais des pinces à forcipressure arrêtent rapidement l'hémorrhagie. Par cette voie le chirurgien glisse des tenettes forceps qui broient le calcul et amènent avec ses débris quatre épingles à cheveux.

Pour favoriser la régression de la paroi vésicale, la vessie fut laissée ouverte et l'on se contenta de bourrer le vagin de gaze iodoformée.

La régression des parois vésicales se produisit en effet très complètement, mais les urines continuérent à s'échapper par l'orifice vaginale et ce ne fut qu'après plusieurs tentatives infructueuses que l'oblitération de la fistule fut obtenue.

Obs. XXIV. Wan Heurverswyn. *Journal des sciences médicales de Lille*, 1888).

Difficultés d'uriner depuis quelques mois, leucorrhée abondante, spasme vésical. Voilà les symptômes accusés par une femme de 23 ans chez laquelle une épingle à cheveux était devenue le centre d'un calcul auquel il faut attribuer tous ces accidents. En effet le toucher vaginal fait sentir un corps dur, allongé dans la direction de l'urèthre et venant faire saillie non loin du méat.

La malade étant endormie on tente l'extraction avec des tenettes, mais le corps fuit et rentre complètement dans la vessie. On remet au lendemain la taille vaginale, le soir, la malade a 38.

Le lendemain le chirurgien pratique une incision vaginale de quatre centimètres et extrait un calcul phosphatique, blanchâtre, friable pesant 32 grammes ; à une de ses extrémités, deux petits tubercules correspondent aux extrémités d'une épingle à cheveux. Une sonde est laissée à demeure.

Le soir température 39.

Le lendemain, urines purulentes, hypothermie, coma, et malgré le thé au rhum que l'on administre en grande quantité, les injections d'éther, la malade meurt en hypothermie.

A l'autopsie, on trouve une vessie épaissie. Le col vésical a presque complètement disparu. La muqueuse uréthrale est gangrenée sur une large étendue. Tout l'appareil urinaire supérieur, urèthre bassine, calices, est dilaté du coté droit ou l'on trouve en plus deux calculs rénaux de la grosseur d'un noyau de cerise. A gauche, le rein renferme une petite cavité purulente ; et la substance corticale est atrophiée.

Obs. XXV. (Reverdin. *Revue médicale de la Suisse romande* 1888).

La malade qui vient consulter avoue s'être introduit il y a 5 jours dans la vessie, par l'urèthre une épingle à cheveux, qu'une sage-femme essaya vainement de retirer.

Le toucher vaginal fait sentir dans le voisinage du col, une des branches, dont l'extrémité pointue est plantée dans l'urethre.

M. Reverdin fait une petite incision sur la pointe, du côté du vagin ;

et tandis qu'une pince introduite par l'urèthre repousse en arrière la branche vésicale, la vaginale est tirée en avant. Bien que l'anesthésie n'eût pas été jugée nécessaire, l'opération fut bien supportée.

Un point au catgut sur l'incision, fut le seul traitement consécutif et la malade fut immédiatement guérie.

Obs. XXVI. (Henriet. *An. Gént. Uri.* 85).

En voulant pratiquer l'uréthrotomie chez un homme de 65 ans porteur d'un rétrécissement, la bougie conductrice fut cassée près de sa virole et resta dans la vessie.

L'opérateur place une sonde à demeure, autant pour faciliter la miction que pour produire la dilatation. Au bout de quelques jours il essaya d'introduire le lithotriteur, mais il fut arrêté dans la région prostatique ; après plusieurs essais infructueux on parvint enfin à une introduction laborieuse, qui, si elle ne permit pas de saisir et de retirer le corps étranger, n'en donna pas moins lieu à des accidents phlegmoneux et phlébitiques.

Sur ces entrefaites, M. Guyon est appelé en consultation et conseille la dilatation préalable. Quelque temps après on peut passer le nº 17, et alors le malade expulse plusieurs petits graviers phosphatiques. Mais vers la même époque les mictions deviennent fréquentes, douloureuses, et quelquefois sanglantes, les urines sont fortement purulentes.

Six mois après l'accident, M. Guyon introduit le lithotriteur, et trouve un calcul assez mou qui est broyé ; mais du corps étranger, rien de nouveau. Les jours suivants, le malade rend spontanément par la sonde à demeure quelques graviers. Huit jours plus tard nouvelle intervention. Cette fois le corps est saisi et broyé. L'instrument retiré tient entre ses mors un fragment de bougie de 1 centimètre, puis quelques instants après, un autre de 16 centimètres est extrait.

A la suite de cette intervention heureuse, les phénomènes s'amendent légèrement. Les lavages amènent au dehors de nombreux fragments de calcul. Enfin huit mois après l'accident, M. Guyon fait une nouvelle tentative qui lui permet d'extraire les huit derniers centimètres de la bougie conductrice.

Les phénomènes disparaissent rapidement et bientôt le malade est complétement guéri.

Obs. XXVII. (Henriet. *Annales des organes génito-urinaires* 85.

Un homme de 34 ans entre à l'hôpital Necker le 8 août. Les anté-cédents sont bons, il n'a jamais eu de maladies graves, ni d'écoule-ment uréthral. Il y a deux ans, il eut un abcès à l'anus, d'où l'on retira, paraît-il, et le malade insiste beaucoup sur ce point, un petit clou analogue à ceux que les tapissiers prennent souvent dans leur bou-che, et avalent quelquefois par mégarde.

Cinq mois après son entrée il ressentit des douleurs du côté de la vessie et du rectum, et semble avoir présenté les signes d'une réten-tion d'urine incomplète, les mictions étaient fréquentes, insuffisantes, et modérément douloureuses.

Le malade entre alors à Tenon, où l'on trouve une prostate grosse et sensible; mais ni le cathétérisme uréthral, ni le cathétérisme vési-cal, ne font rien sentir d'anormal. Sous l'influence de boissons émol-lientes, de calmants, le malade sort amélioré.

Au bout de trois mois, les mictions deviennent plus fréquentes, et plus douloureuses, surtout à la fin; les urines sont un peu chargées pourtant, jamais on n'y remarque de sang.

Le malade entre à Necker, et là un jour il est atteint de rétention d'urine. L'interne de service, M. Hache, le sonde avec une bougie à boule olivaire et éprouve dans la région prostatique, la sensation d'un corps étranger qu'il refoule dans la vessie.

Deux jours après le lithotriteur fut introduit et fit sentir un corps étranger que l'on essaya de broyer, mais qui présenta une résistance insolite. Ne voulant pas opérer au hasard et songeant à la présence possible d'un corps étranger intra-vésical, M. Henriet ne voulut pas pousser plus avant ce jour là.

Ayant à grand peine obtenu les aveux du malade, il résolut de débarrasser d'abord la vessie des concrétions phosphatiques qu'elle contenait.

Deux lithotrities furent faites à cet effet à 5 jours de distance, qui iproduisirent de nombreux fragments, mais qui toutes deux furent nfructueuses, quant aux tentatives d'extraction après redressement que l'on fit avec le lithotriteur.

Enfin au moment, où ne comptant plus ni sur de nouveaux aveux du malade, ni sur l'expulsion spontanée, on se décide à pratiquer la taille hypogastrique, le malade vit pendant une miction un jet s'arrêter, la miction se termina avec peine, mais sans douleur. L'interne à sa contre visite put retirer avec une pince de Collin le corps étranger qui était arrêté à quelques centimètres du méat.

C'était une petite barre d'acier de 2 centimètres.

Quelques jours après, le malade partait guéri.

Obs. XXVIII. (Benham. *France médicale*, 1887).

Le sujet est un homme épileptique, de ceux qui sont capables de supporter sans accuser de douleurs, des lésions qui seraient intolérables à tout autre.

Après s'être introduit dans la vessie une baleine de parapluie longue de 5 pouces, il continue à travailler pendant deux ans, et meurt de mal de Bright, sans s'être jamais plaint de sa vessie.

A l'autopsie, on trouve la tige de fer de la longueur sus l'indiqué ayant perforé la vessie à un sommet, et venant faire une saillie de deux pouces au milieu de la masse intestinale légèrement congestionnée.

La portion de la tige contenue dans la vessie était incrustée de sels calcaires.

Il y avait épaississements des parois vésicales, qui s'étaient rétractées sur la tige.

Obs. XXIX. (Gross. *Revue médicale de l'Est*, 1887).

Homme de 71 ans, protatique, est atteint d'une rétention complète d'urine à la suite d'excès de boissons, sondé sans difficulté, la miction ne se rétablit pourtant pas. On mit alors une sonde à demeure en caoutchouc et qui bien, que ne passant pas à frottement dans le canal, se brisa quand on voulut la retirer, et 17 centimètres en restèrent dans la vessie. Quand le malade entre à l'hôpital, quelques jours plus tard, les urines sont légèrement ammoniacales, il y a du pus et un peu de sang dans les dernières gouttes de muction.

L'état général est bon. Le malade n'a pas de fièvre. Deux jours après sont entrée, est introduit le lithotriteur à mors plats. La sonde est saisie par une de ses extrémités, et retirée sans aucune difficulté. La surface ne présente point à d'incrustation calcaires.

Les suites sont des plus simples.

Le malade ne tarde pas à retourner chez lui guéri.

Obs. XXX. (Gross. *Revue médicale de l'Est*, 1887).

La malade qui est le sujet de cette observation se présente à l'examen de M. le docteur Gross, se plaignant de légères douleurs vésicales, mais exagérées durant le spasme post mictionnel. Les besoins d'uriner sont plus fréquents que d'habitude. Les urines sont légèrement troubles.

Cette jeune fille âgée de 13 ans avoue alors s'être introduit par l'urèthre il y a 15 jours une épingle à cheveux qui lui a échappé et qui est tombée dans la vessie.

L'exploration sans chloroforme avec la sonde, puis avec une pince métallique fait très nettement reconnaître l'existence d'un corps étranger.

On s'efforce de l'extraire avec la pince introduite pour l'exploration; mais comme l'épingle est transversalement placée ces tentatives sont nfructueuses.

Deux jours après, seconde chloroformisation, et après dilatation de l'urèthre et introductions successives de pinces, d'extracteurs, etc. nouvel échec.

M Gross. décide alors de pratiquer la taille hypogastrique. Le corps étranger est extrait. La vessie est suturée dans toute la longueur de la plaie.

Guérison sans complication.

Obs. XXXI (Gross. *Revue médicale de l'Est*, 1887).

A la suite d'excès de boisson, le malade en question, prostatique, âgé de 63 ans est atteint de retention complète d'urine. Le médecin qui est appelié, n'a qu'une sonde de trousse en argent ; il la laisse à demeure après avoir vidé la vessie.

Le malade en voulant lui-même retirer la sonde qui n'était pas ans doute en parfait état, la brise de telle façon que 17 centimètres en restent dans la vessie.

A la suite de cet accident il est atteint de rétention complète d'urine. Il est sondé pendant quelques jours avec la sonde de Nélaton, et entre enfin à l'hôpital sans présenter de réaction du côté de sa vessie, mais parce qu'il faut bien qu'on le débarrasse de ce corps étranger.

On pratiqua la taille hypogastrique.

Succès. Guérison rapide.

Obs. XXXII. (Berger. *Bulletin de la Société de chirurgie*, 1885).

A une époque que l'on ne peut déterminer, le malade s'est introduit par l'urèthre un corps étranger. Actuellement, il y a rétention d'urine et ténesne continu. L'urine est fortement ammoniacale ; le malade est pâle et amaigri : La bougie exploratrice est arrêtée à quatorze centimètres du méat. On porte le diagnostic, corps étranger de l'urèthe. La taille périnéale est pratiquée, et permet de retirer de l'urèthre un fragment de tuyau de pipe en terre, de 3 centimètres de long.

Mais après cette première intervention, la sonde métallique introduite dans la vessie, donne encore des contacts multiples. Alors par la boutonnière périnéale, on pratique avec le dilatateur de M. Guyon la dilatation de la région prostatique. Par cette voie, le doigt d'abord est introduit, puis une pince qui permet de saisir le corps étranger et de l'extraire. Il avait 8 centimtres 1|2 de long et était incrusté de sels calcaires, à la périphérie et à l'intérieur du tuyau.

Aux points de la paroi vésicale correspondant aux extrémités du tube, on trouve des petites incrustations dont la curette eut bientôj raison.

Lavages vésicaux à l'eau boriquée. Pansement de la plaie à la gaze iodoformée.

Pendant les 8 premiers jours toute l'urine sort par la plaie périnéale, et par cette voie est aussi expulsé un fragment de calcul. Alors la miction commence à se faire par le méat, et au bout de 15 jours le malade n'urine plus du tout par la plaie ; et sort guéri peu de jours après.

Obs. XXXIII. (Trélat. *Bulletin de la Société de chirurgie*, 1885).

Un homme de 32 ans s'introduit par l'urèthre, 12 jours avant son entrée à l'hôpital un bout de pipe en corne, de 8 centimètres de long, sur lequel il avait adapté un tube de biberon ; il put retirer le tube de caoutchouc, mais le tuyau de pipe resta dans les voies urinaires.

Depuis douleurs très vives, enflure de la paroi abdominale, pas de troubles de la miction. Le malade a toujours uriné, mais en petites quantités.

Deux jours après son entrée le malade succombe avec des accidents ataxo-adynamiques.

Autopsie. L'urtère droit est perforé par le tuyau de pipe à trois centimetres de son orifice.

A ce niveau seulement l'uretère est dilaté.

Enfin le tissu cellulaire sous-péritonéal est largement infiltré d'urine.

Obs. XXXIV. (Bazy. *An. Gén. Uri.* 84.

M. Bazy est appelé auprès d'un malade qui lui avoue n'avoir pu retirer de sa vessie, un étui de cure-dents en ivoire qu'il s'était introduit, il y a quinze jours dans le canal de l'urèthre.

Au moment de l'examen, les urines sont claires, limpides, franchement acides ; pas de troubles de la miction ; en un mot, aucun phénomène de réaction du côté de la vessie.

Une sonde exploratrice traverse sans rencontrer d'obstacle le canal de l'urèthre.

M. Bazy décide d'intervenir de la façon suivante.

Le malade est endormi, la vessie vidée, lavée à l'eau boriquée, et distendue par 160 grammes de ce même liquide, et le redresseur de Collin est introduit ; mais avant, le méat qui est induré par suite des manœuvres auxquelles se livre le malade, doit être débridé. Le corps étranger est facilement senti, couché sur le bas-fond de la vessie ; et après cinq ou six tentatives infructueuses, il est enfin saisi : on le redresse assez facilement, et l'extraction commence.

Tout va bien d'abord, mais arrivé vers la partie moyenne de la verge, le canal chroniquement enflammé, résiste et empêche le corps d'avancer malgré les mouvements de torsion qu'on lui imprime.

Des manœuvres de refoulement exercées sur la verge, le font un peu progresser, mais arrivé à 1 centimètre 1|2 du méat il s'arrête définitivement.

L'opérateur se voit alors obligé de fendre la paroi inférieure de l'urèthre jusqu'au corps étranger. La muqueuse uréthrale refoulée par le talon de l'instrument était venu le coiffer en quelque sorte et en empêchait la progression.

Mais pour comble d'infortunes l'étui se scinde en deux parties, le couvercle seul est ramené au dehors tandis que le manche qui supporte le cure-dent reste dans le canal, la pointe en avant.

M. Bazy eut alors recours à un artifice très ingénieux. Une grosse bougie du calibre 25 fut introduite par le gros bout, afin de dilater le canal devant le corps étranger, que l'on put amener jusqu'au méat par des pressions sur le périnée et la partie inférieure de la verge.

Il y eut une légère hémorrhagie venant de l'incision.

On place une sonde à demeure.

Le malade est roulé dans des couvertures, et remonté par desgrogs.

Il n'y eut pas de fièvre, et l'urine resta claire.

Obs. XXXV. (MÉNIÈRE. *Gazette de Gynécologie*, 1885.)

Une femme de 30 ans, blanchisseuse, s'introduit le soir, après de capricieuses libations, et dans un moment de folie, dit-elle, une épingle à cheveux dans l'urèthre. Le lendemain, déjà les besoins d'uriner sont fréquents, et les douleurs extrêmement violente. Ce même jour, grandement effrayée, elle va consulter un médecin. Le toucher vaginal fait sentir la pointe de l'aiguille enfoncée dans La pression vaginale antérieure, perpendiculairement à l'axe de l'urèthre le pre- est en ce point très douloureuse.

L'urethre est dilaté à 8 millimètres. Par cette voie on introduit diverses pinces qui ne réussissent à ramener que des débris de muqueuse. L'opérateur prend alors un stylet de trousse, le recourbe en crochet ; par ce moyen le corps est immédiatement saisi, mais pour le retirer il fallut exercer de fortes tractions assez énergiques même pour produire la plicature de la branche fixée dans la paroi vaginale. La malade à la suite de ces manœuvres perdit environ 100 grammes de sang.

Pendant plusieurs jours encore les urines restent sanglantes, et il y a un léger degré de cystite. Puis des lavages à l'eau boriquée tiède, répétés deux fois par jour amenèrent rapidement la disparition des accidents,

Obs XXXVI. (Maréchal. *Mémoires de la Société de chirurgie*, 1885).

Un homme de 54 ans, prostatique, a des rétentions d'urine qui nécessitent le cathéterisme répété. On se sert à cet effet d'une sonde métallique munie d'une bougie conductrice. Un beau jour, la bougie se rompt près de l'armature, comme cela a presque toujours lieu en pareil cas ; et par suite les 9|10 de la longueur totale de la bougie, restent dans la vessie.

Sept jours plus tard, la taille périnéale est pratiquée ; l'introduction du doigt, et de tous les instruments possibles, ne permet pas d'obtenir même la notion certaine du corps étranger, et l'on en arrive à se demander si son existence est bien réelle.

Quelques jours après l'expulsion d'un fragment calcaire moulé sur la bougie ne permettant plus le doute, on décide de faire de nouveau la taille périnéale. Et cette fois, comme la première, il est encore impossible, non seulement d'extraire, mais encore de toucher le corps étranger que l'on sait pourtant exister.

Alors seulement (un peu tard peut être, et cette observation marque d'une façon frappante les avantages de la taille hypogastrique lorsque l'on veut explorer la vessie,) on se décide à aborder la vessie par la voie abdominale. Il est alors facile de constater la présence d'un gros calcul placé sur la prostate et immobilisé dans le bas-fond de la vessie par des concrétions calcaires. Il fut facilement extrait avec des tenettes. Ses dimensions étaient 5, 4 et 3 centimètres. La guérison fut rapide et survint sans complications.

Obs. XXXVI. (Méniérè. *Gaz. de Gynécologie*, 85).

Une jeune fille de 17 ans s'introduit dans la vessie par l'urètrhe une épingle à cheveux.

Pendant les huit premiers jours, il y a des phénomènes douloureux mais qui sont encore supportables, mais bientôt la douleur prend un caractère d'acuité extrême, et la contraction qui suit la miction est horriblement douloureuse.

Le toucher vaginal permet de sentir une induration allant du sphincter vésical au bas-frond de la vessie. Et l'exploration intra-vésicale avec un instrument métallique fait percevoir le corps étranger.

Après dilatation du l'urèthre, qui avec le dilalateur bivalve de

Collin est poussée jusqu'à 8 millimètres, on essaye avec divers modèles de pinces de saisir l'épingle ; mais après une demi-heure d'essais infructueux, on se décide pour une intervention plus chirurgicale, et le plicateur de Courty est introduit, l'épingle saisie, mais la branche libre perfore la cloison vésico-vaginale, et ce ne fut qu'après des tractions excessives sur la branche uréthrale que l'on put dégager l'autre.

Une sonde à demeure est placée.

Il y a quelques hématuries, mais sans importance.

Pas de fièvre.

Le lendemain les urines sont encore un peu sanglantes.

Mais peu de jours après, la malade guérissait sans cystite et sans incontinence consécutive à la dilatation.

OBS. XXXVIII. (NICAISE. *Bulletin de la Société de chirurgie*, 1888).

Homme 65 ans, s'introduit dans l'urèthre une canule d'irrigateur expuissier de 6 centimètres 1[2 de longueur. Il entre à l'hôpital dix ours après. Il n'a qu'une légère cystite et un peu de ténesme vésical. Les douleurs disparaissent au repos. Par le toucher rectal le corps étranger n'est pas senti. L'exploration de la vessie avec la sonde métallique révèle un canal très large, en même temps que la présence du corps étranger dans le bas-fond de la vessie.

Le malade ayant enfin fait des aveux et montré une canule semblable en tous points, on décide d'intervenir.

En considération de la largeur considérable du canal, on songe à l'extraction par les voies naturelles avec le redresseur de Collin. Le corps est saisi, mais dépasse un peu le talon du redresseur si bien qu'il ne peut franchir le col vésical. Grâce au doigt introduit dans le rectum et qui lui inspire une bonne direction le col vésical et l'urèthre sont franchis, mais non sans déchirure de ce dernier et légère uréthrorrhagie.

Le surlendemain œdème de la verge.

Huit jours plus tard, gonflement de la portion membraneuse de l'urèthre, trois semaines après l'opération incision d'un petit abcès sous cutané de la fesse gauche, qui rend environ une cuillerée de pus. Epididymite légère.

Quelques jours après le malade sort guéri.

Obs. XXXIX. (Villeneuve. *An. Génit. Uri.* 1882.)

Dix-huit mois avant de subir l'opération, une jeune fille de 15 ans s'introduit dans l'urèthre une épingle à cheveux. Au bout d'un an elle vient consulter pour une inflammation de la vulve, accompagnée d'un écoulement fétide de l'urèthre et du vagin. La sonde fait constater un volumineux calcul. Une opération est proposée mais refusée; et ce n'est que six mois plus tard que la malade se décide à entrer à l'hôpital.

A ce moment elle se plaint de douleurs intenses dans la région lombaire et dans le ventre ; pourtant il n'y a pas de péritonite. Les urines sont fortement purulentes et s'écoulent involontairement. La vulve est rouge et excoriée, la fièvre intense.

Le toucher vaginal fait sentir sur la paroi antérieure une saillie volumineuse de la paroi vésicale. La sonde métallique fait sentir un énorme calcul.

A cause de la grosseur du calcul et de la présence de l'hymen, on repousse l'idée de la taille vaginale, et l'on décide de pratiquer la taille hypogastrique.

On tombe d'abord sur un vaste abcès périvésical ayant décollé toute la paroi gauche et une partie de la paroi droite de la vessie. Enfin on arrive à elle, on fait la ponction et le calcul est saisi avec des tenettes ; mais lorsque l'opérateur veut l'entraîner au dehors, il éprouve une résistance insolite et constate qu'il est maintenu par une tige métallique faisant saillie dans la cavité périvésicale.

Sous les efforts de traction la tige se brisa et l'on put retirer deux calculs ayant chacun pour noyau une des branches de l'épingle.

Lavage de la vessie et drainage de la poche périvésicale, sonde à demeure.

Une fistule persiste quelque temps, qui au bout d'un mois et demi est complètement obturée, et la malade sort guérie.

Obs. XL.

Un prostatique âgé de 50 ans, obligé de se sonder au moins une fois par jour pour vider sa vessie, y laisse tomber un soir un fragment de sonde en gomme, long de 7 centimètres.

Peu de jours après le malade commence à expulser pendant la miction de petits graviers grisâtres ; s'écrasant sous le doigt et évacué sans douleur. Les mictions sont fréquentes, puis douloureuses mais sans hématurie ; les urines sont très chargées.

Lexplorateur en gomme à bout olivaire est arrêté dans la région prostatique. La dilatation est commencée au Beniqué n⁰ 42. Mais les frottements que l'on éprouve au niveau de la région prostatique font bientôt songer à des dépôts calculeux de cette région.

La dilatation ayant été poussée jusqu'au n⁰ 49 Beniqué, le lithotriteur n⁰ 3 de Bigelow est introduit et saisit le corps étranger dans le bas-fond de la vessie. Le chirurgien cherche à l'extraire mais le corps offre trop de résistance et il est obligé de le broyer, et alors il retire entre les mors un fragment de 3 centimètres encroûté de phoshates.

Lavages boriqués.

A peine un peu de température le lendemain.

Le quatrième jour après l'accident, le malade rend spontanément un bout de sonde de 4 centimètres qui restait dans la vessie. Guérison.

Obs. XLI. Desmons. *Journal de médecine de Bordeaux*, 1883-84.

Un homme de 50 ans, ayant de grandes difficultés à uriner, pensa faciliter la miction en se sondant avec une queue de rat. Cet étrange cathéter lui échappa et tomba dans la vessie, il y a de cela 5 ans.

En ce moment les mictions sont fréquentes et les douleurs intolérables. L'exploration fait sentir un corps étranger incrusté de sels calcaires, et en partie engagé dans la portion prostatique de l'urèthre.

L'état du malade commandant une intervention rapide, après un essai infructueux de lithotritie on décide de pratiquer la taille.

La taille hypogastrique n'ayant pas à cette époque fourni la brillante série de succès qu'elle compte aujourd'hui, on résolut de pratiquer la taille périnéale, et ce fut la variété prérectale qui fut mise en usage. Avec des tenettes le calcul est écrasé, et il ne reste bientôt plus qu'une mèche longue de 20 centimètres autour de laquelle s'étaient déposées des incrustations phosphatiques.

Obs. XLII. (DESMONS. *Journal de médecine de Bordeaux* 1883-84).

Le corps étranger a dans cette observation été la suite d'une observation thérapeutique assez peu ordinaire. Le sujet, porteur d'une blennorrhagie, s'introduisit il y a huit mois sur les conseils d'un empirique, une sonde dans le canal, mais cette sonde était pourvue à son extrémité d'un morceau de cire molle destiné à gratter le bouton qui était cause de tout le mal.

Bien entendu l'adhérence du morceau de cire ne fut pas suffisante pour résister au frottement que les parois uréthrales et le col vésical excercèrent et il resta dans la vessie.

Peu de temps après ne manquèrent pas d'apparaître tous les symptômes de cystite, mictions fréquentes, douleurs en urinant, urines troubles.

Le malade fut débarrassé par la lithotritie, mais il fallut plusieurs séances.

Obs. XLIII. (DESMONS. *Journal de médecine de Bordeaux*, 1883-84).

Le malade est un homme de 70 ans, qui est obligé de se sonder depuis longtemps, par paresse vésicale. Il n'apporte sans doute pas à cette opération tous les soins nécessaires, et un jour, après avoir introduit dans sa vessie une sonde rigide en gomme, de mauvaise qualité, une longueur de 8 centimètres resta dans la vessie.

L'extraction fut immédiatement tentée par M. Desmons, et successivement, mais sans résultat avec le lithotriteur, la pince de Hunter, la pince de Leroy d'Etiolles ; l'auteur pensant, que la préhension d'une sonde en général n'est pas chose facile, et que dans ce cas en particulier, le malade aurait sans doute de la fièvre et des hématuries consécutives aux cathétérismes, se décida pour la taille périnéale.

Obs. XLIV. (ZWICKE. *Charité Annalen*, 1884).

Une femme de 33 ans vient consulter, racontant qu'au moment des règles, elle se serait il y a trois mois essuyé les parties génitales avec nn morceau de flanelle fixé par une épingle à cheveux. Depuis lors, elle se plaint de douleurs en urinant, et d'une sensation de piqûre qu'elle éprouve dans le vagin, d'où s'écoule du reste un léger suintement sanguinolent. Le toucher vaginal fait sentir un corps piquant, et au spéculum on constate une ulcération de la paroi vaginale antérieure, et sur la paroi postérieure une assez forte inflammation initiative.

L'urine est jaune sale, alcaline, renfermant des globules de pus, et laissant déposer des phosphates.

La déplétion de la vessie est très douloureuse ; enfin il existe une incontinence d'urine presque complète.

Après avoir pratiqué la dilatation de l'urèthre, en fit la section de la partie des branches qui faisait saillie dans le vagin ; puisqu'au moyen d'un crochet introduit par l'urètre la partie vésicale de l'épingle, fut retirée fortement incrustée. En même temps, on amena par des lavages l'expulsion d'une grande quantité de débris.

Quelques heures après l'opération, il y eut une miction légèrement sanglante ; et le soir, quelques frissons.

Les autres jours, par la moindre élévation de température. Guérison.

OBS. XLV. (Von FILLENBAUM. *Deutsche Zeitschrift für Chirurgie*, 1884.

Un homme de 54 ans, ataxique et atteint d'une parésie de la vessie, est obligé de se sonder plusieurs fois par jour. Un jour ou plutôt une nuit la sonde molle en caoutchouc rouge dont il se servait, lui échappa et tomba dans la vessie. L'auteur pour expliquer cet accident assez naturel après tout, se croit obligé d'admettre que la sonde s'enroula sur elle-même dans sa portion intra-vésicale et exerça ensuite une traction élastique sur la portion uréthrale, qu'enfin aidée peut-être par la largeur assez notable de l'urèthre et le tremblement du malade elle attira dans la vessie la totalité de la sonde !

Trois heures après on le sonda sans rencontrer de résistance, ce qui prouve d'une façon certaine que la sonde était bien dans la vessie. Il fit ensuite cent cinquante kilomètres en chemin de fer sans rien sentir. Quand arrivé à l'hôpital il raconta son histoire, on commença par douter de son dire, étant donné les troubles cérébraux du malade.

L'exploration par la sonde à bout olivaire et par le lithotriteur n'ayant donné aucun résultat positif, la vessie fut examinée à l'endoscope. On aperçut alors la sonde offrant l'apparence d'un asiaride lumbricoïde ; droite dans une première partie, puis recourbée en 8 de chiffre. Ayant bien constaté sa position et pris des points de repère le brise pierre de Leroy d'Etiolles fut introduit dans la direction indiquée, et bientôt le corps qui a été saisi à peu près par le milieu est retiré, couvert de petites rugosités calcaires. C'était bien la sonde indiquée et ayant une longueur de 37 centimètres.

OBS. XLVI. (FOLLET. *Bulletin médical du Nord*, 1882).

Un homme de 20 ans ayant éprouvé à ce qu'il prétend, après de copieuses libations une grande difficulté à uriner, aurait pensé faciliter la miction en s'introduisant une fève dans le canal?. Quoi qu'il en soit de cette explication ; la fève passa bientôt dans la vessie et le malade en chercha vainement l'expulsion.

Dans les premiers jours le corps étranger est assez bien supporté le malade peut marcher et en dehors de la miction souffre peu. Les urines sont claires. Du reste la miction est plus encore difficile que douloureuse et assez souvent le jet d'urine est arrêté. Le malade y a spontanément remédié en urinant sur le dos.

On propose une intervention que le malade refuse et il quitte l'hôpital.

Mais huit jours plus tard, il revient. Les mictions sont maintenant plus douloureuses et plus difficiles. Un assez gros fragment de fève a été expulsé depuis sa dernière visite. Il accepte cette fois l'idée d'une opération.

Le lithotriteur à mors plats est introduit. La fève est facilement saisie et broyée. On laisse l'expulsion se faire spontanément et un certain nombre de fragments, sont ainsi expulsés, le malade s'en va au bout d'une heure.

A ce propos qu'il me soit permis de faire remarquer quels progrès l'intervention a faits depuis dix ans, aujourd'hui on n'aurait pas manqué d'abord de pratiquer l'aspiration puis de mettre une sonde à demeure.

Ainsi on aurait évité ce qui devint bientôt nécessaire, c'est-à-dire une seconde introduction du lithotriteur et le brisement de gros fragments, manœuvres qui furent suivies de l'expulsion spontanée de nouveaux débris. Le malade ne fut plus revu.

Obs. XLVII. (Desmons. *Journal de Médecine de Bordeaux*, 83).

Un homme, rétréci, se sonde régulièrement pour dilater son canal ; mais la dilatation se faisant mal, il faut pratiquer l'uréthrotomie interne. Puis le malade se sonde encore de temps en temps pour maintenir le calibre atteint.

Au bout de quelque temps après ces manœuvres il accuse des symptômes qui sont tout à fait ceux d'un calcul vésical. Le diagnostic ayant été confirmé par l'exploration. On pratiqua la lithotritie, et l'on trouva à l'évacuation un corps dur qui selon toute apparence avait été le centre de formation du calcul ; c'était l'extrémité olivaire d'une bougie en gomme.

Obs. XLVIII. (Cas personnel et inédit recueilli dans la clinique de M. le professeur Guyon.)

La présente observation a été prise par nous dans le service de M. le professeur Guyon.

Le malade qui en est l'objet est un homme âgé de 74 ans, habitant la province et venu à Paris sur le conseil de son médecin, pour s'y faire opérer.

Comme antécédents personnels le malade n'accuse que quelques écoulements sans importance datant de fort loin et auxquels il dénie le titre de blennorrhagie. Il est pourtant probable qu'il faut les considérer comme tels. Ils n'auraient duré que 5 à 10 jours et auraient cédé au copahu pris sur les conseils de son pharmacien.

Il raconte son histoire très volontiers et avec une grande abondance de détails. Il y a 17 mois, et même le malade précise, le 17 juillet 91, il s'introduisit dans le canal deux de ces graines qui servent à la campagne à la nourriture des bestiaux et qu'on y appelle féverolles. Elles furent introduites en même temps, la plus grosse la première, mais la seconde fut presqu'immédiatement expulsée tandis que la plus volumineuse resta dans le canal.

Aussitôt le malade est pris de besoins fréquents d'uriner ; mais tant qu'il resta debout il ne put uriner que quelques gouttes à chaque fois. Lorsque le soir venu le malade se mit au lit la miction redevint subitement facile. Il semble bien ici que l on est en présence d'un corps étranger que le décubitus horizontal a fait passer de la région pros atique dans la vessie, ou bien de l'orifice du col où il jouait le rôle de soupape dans le bas-fond de la vessie.

Pendant 14 mois le malade n'eprouve presque rien, à peine un léger malaise. Quant à la miction, sa modification la plus importante, consiste en un arrêt brusque du jet d'urine survenant de temps en temps, et de préférence à la fin de la miction.

Mais il y a trois mois, et sans cause appréciable, le tableau change. Le malade a besoin d'uriner souvent, les urines sont troubles, il y a de la douleur, et un peu plus tard, de légères hématuries apparaissent à la fin de la miction ; enfin tous les signes de la cystite calculeuse, car les chocs, les courses en voiture et le chemin de fer sont très mal supportés. Le malade insiste spontanément sur ce fait que le faux pas lui cause une sensation extrêmement douloureuse. La position assise est également pénible, et il semble au malade qu'un corps pèse sur son canal.

A l'examen on trouve :

La *vessie* sensible au contact et à la distension.

Les *urines* sont troubles.

Le canal est libre.

La *prostate* est grosse.

C'état général est bon, et la lithotritie est pratiquée le 9 décembre 92 par M. le professeur Guyon.

Le malade ayant été endormi, on procède à l'évacuation de la vessie, et à un lavage qui est fait avec une solution au millième de nitrate d'argent.

Puis l'on injecte dans la vessie 80 grammes de cette solution que l'on y laisse, puis l'on retire la sonde.

Le lithotriteur à mors fenétré est introduit, et cherche le corps étranger tout d'abord dans le bas fond, mais ne le trouve pas, car la vessie est contractée. Quand la chloroformation est plus avancée, le corps est saisi, puis fragmenté sans présenter ancune résistance.

Le lithotriteur est retiré, remplacé par la grosse sonde évacuatrice ; et les lavages abondants faits au nitrate d'argent amènent l'expulsion d'une grande quantité de fragments, parmi lesquels il est facile de reconnaître le parenchyne de la graisse.

L'aspirateur de Guyon est adapté sur la sonde et ramène les dernières parcelles du corps étranger, puisqu'une vérification avec le lithotriteur à mors plats ne donna plus aucune sensation.

Une sonde à demeure est placée.

La température qui était de 37°2 avant l'opération est de 37.6 le soir, et le lendemain, et redescend à 37,2.

OBS. XLVIII. (*Cas personnel et inédit recueilli dans la clinique de M. le professeur* GUYON).

Le 29 juillet, entre à la clinique de Necker, le nommé Souchon, Julien, chauffeur âgé de 67 ans.

Le malade a eu une blennorhagie il y a 34 ans, et pendant 28 ans ne se plaint de rien du côté de son appareil urinaire. Alors il est atteint de rétention subite et complète qui dure trois jours.

Depuis cette époque le malade remarque qu'il est obligé d'uriner un peu plus souvent ; et que ses urines sont légèrement troubles, à 'examen on constate :

Qu'il est porteur de rétrécis sements blennorrhagiques multiples, non dilatables et ne laissant passer que le n°. 10 de la filière Charrière.

La prostate est grosse ; depuis six ans, le malade est obligé de se sonder chaque jour, car il ne vide pas sa vessie.

Le 2 juillet, ou lui met à demeure une sonde en caoutchouc rouge ; mais le quatre, lorsqu'on veut la retirer, bien que cette opération ait été effectuée sans difficulté pour l'opérateur et sans spasme de la part du malade, on constate qu'une longueur d'environ 3 centimètres, en est restée dans la vessie.

Pendant les deux premiers jours qui suivirent, seulement, le malade éprouva quelques douleurs, mais seulement au moment de la marche, et à la fin de la miction, quand la vessie se contractant sur la sonde. Puis jusqu'au jour de l'opération plus rien. Ni mictions plus fréquentes, ni douleurs, ni hématurie mais lorsqu'en le sondant le corps étranger étant rencontré par la sonde le malade prétend qu'il en percevait des sensations douloureuses.

Pour extraire le corps étranger, M. Guyon résolut d'avoir recours à la lithotritie.

Le malade n'ayant même pas été endormi, tant l'intervention était jugée bénigne, M. Guyon introduisit le lithotriteur à mors plat, n° 1 à cause du rétrécissement. S'étant renseigné sur la longueur approximative du corps étranger. le professeur avant toute manœuvre dit à ses élèves qu'il allait probablement le trouver transversalement placé en arrière de la prostate.

La première prise le fit en effet rencontrer dans la région indiquée, il est saisi et le lithotriteur retiré, mais l'instrument n'amena qu'un fragment d'un centimètre environ ; une seconde manœuvre analogue permit l'extraction complète du corps étranger.

Ensuite seulement M. Guyon s'occupe du rétrécissement, pour lequel il pratiqua l'uréthrotomie interne. Je me permettrai de faire resortir toute l'importance qu'il y a dans ce simple fait, de l'ordre dans lequel se sont succédées les manœuvres, et qui au premier abord semble illogique. Si le savant professeur a mieux aimé agir sur le corps étranger à travers un canal sain mais rétréci, qui à travers un canal plus large, mais qui aurait immédiatement ou quelque temps avant été sectionné, c'est qu'il savait combien dans ce dernier cas, les accidents, et en particulier la fièvre urineuse, sont à redouter.

Le malade n'eut pas de température à la suite de ces interventions et la guérison fut complète et rapide.

CONCLUSIONS

A. — Le corps étranger est récent, et par suite non inscrusté,

1° S'il est souple et de moyen volume, sonde, tige de graminée, bougie d'urèthrotomie, employer comme moyens les plus simples, la préhension avec une pince ou avec le lithotriteur, après dilatation préalable au besoin; ou bien la duplication.

2° S'il est susceptible d'être broyé sans que ses fragments puissent blesser la vessie : Lithotritie.

3° S'il est rigide et de moyenne longueur, le redresser et l'extraire soit avec un redresseur, soit plus simplement encore avec le lithotriteur à mors plats.

4° S'il est trop dur pour être broyé, ou devient alors dangereux pour la paroi vésicale, tube de verre, morceau de bois, il faudra employer les tailles ; et se sera de préférence chez l'homme la taille hypogastrique, chez la femme, suivant les indications, la taille hypogastrique ou la taille vaginale. Si l'on remarque la date de publication des observations que nous avons relevées, on constate que le nombre des tailles hypogastriques, relativement à la fréquence des autres interventions par les voies artificielles, croît constamment, fait qui semble en attester la supériorité,

B. — Si le corps étranger est ancien, et par suite recouvert de concrétions calcaires.

La lithotritie est indiquée 1° comme opération curative quand elle peut amener à la fois le broiement du calcul et du corps étranger, 2° comme le premier temps d'une autre intervention, préhension ou redressement, si tout en devant être extrait par les voies naturelles le corps intra-vésical est trop dur pour être fragmenté.

Si pour cause de rigidité, de volume exagéré de fragilité ou de dureté particulières il devient nécessaire de créer une voie artificielle, laisser de côté la lithotritie, la même opération permettant de débarrasser l'organisme à la fois du calcul et du corps étranger.

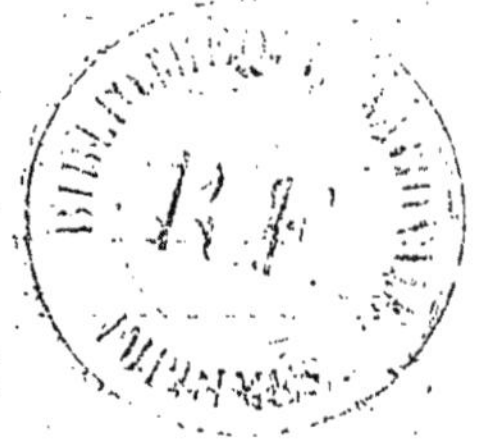

TABLE DES MATIÈRES.

9 782019 638054